わかりやすい「解離性障害」入門

編
岡野憲一郎
著
心理療法研究会

星和書店

Dissociative Disorder

An Introduction in Plain Language

Edited by

Kenichiro Okano, M.D., Ph.D.

by

The Study Group for Psychotherapy

はじめに——いまだに謎の多い「解離性障害」

本書は患者さんご自身、ご家族、あるいは治療を担当している方々を対象に、解離性障害についての理解を深めていただくために書かれたものです。

ところで「カイリセイショウガイ？ 何のことだろう？」と首をかしげる人は、おそらく最近は少なくなってきているのではないでしょうか？

しばらく前の話になりますが、ある横綱が骨折して巡業に参加できないはずなのにサッカーに興じていたことがマスコミに取り上げられて、問題になってしまったことがありました。そのとき彼が医者から下された診断のひとつが「解離性障害」でした。覚えている方も多いはずです。テレビでの報道で、「カイリセイショウガイ」と耳の端でとらえて「いったいどういう病気だろう？」と疑問に思った方もいたことでしょう。

一方では精神科の病院やクリニックでも、最近では解離性障害という言葉が頻繁に聞かれるようになりました。カルテにそのような診断が書かれる患者さんも増えています。しかしこの解離性障害は、一部の専門家を除いては、いまだに多くの謎に包まれ、正体が不明という印象を与えています。

解離性障害は、症状としてはあらゆる形をとり、またその表れ方も唐突な印象を与えることが多いものです。それだけにさまざまな誤解や誤診の対象となる可能性があります。またたとえ医師から正しい診断が下されたからといって、決して安心はできません。多くの患者さんが、解離性障害や、解離性同一性障害（多重人格障害）の治療を受けられない事情があるのです。それはなぜでしょうか？

診断を下してもらった治療機関に通えばいいのではないか、と考える方がいるかもしれませんが、多くの治療機関で「うちでは解離性障害の診断は行っても治療はできません」と言われてしまうのが現状だからなのです。さらには、いまだに多くの精神科の医師が解離性障害についてなじみが薄く、統合失調症などの誤った診断が下される場合が少なくありません。

そこで患者さん自身やそのご家族が正しい知識を身につけ、場合によっては治療者に先んじて自らを守り、正しいケアを積極的に追求する必要が生じています。そして本書はそのような目的で書かれました。

本書は解離性障害についての、体系だったテキストとはかなり異なります。まずは実際の臨床例を見ていただき、それを通して解離性障害とはどのようなものかについて理解していただくために書かれた本です。ご覧になればわかるとおり、本書の大部分は、実際の臨床例とそれについての解説により構成されています。それぞれの臨床例は個人情報の問題を十分考慮したうえで、患者さん自身の具体的な情報がそこに含まれないように変更を加え、本質的な部分のみを残す形で作成されています。その意味でどの臨床例も創作ではない代わりに、プライバシーは保護されているという作り方をしました。まずは読者に実例に接して理解していただきたい、というのが私たちの考えなのですが、私たちが担当している実際の患者さんに直接会っていただくことはできませんので、このような形をとることになったのです。

本書が解離性障害の患者さんやご家族、そしてそれを扱う治療者にとっての一助となることを祈ります。

二〇一〇年夏

編集代表　岡野憲一郎

目次

漫　画――尾方　文
挿し絵――佐々木敏恵

1

第一章　誰にでも起きる「日常的な」解離

本書で主に扱う解離性障害とは、「解離」という現象が症状として表れる障害です。確かに解離は病的なレベルにいたる場合には、私たちの生活に大きな影響を与えます。しかし、病気とはいえないレベルの解離は、実際には私たちの日常生活の中にごく一般的にみられます。解離には、かなり深刻で病的なものがありますが、それは次の章で検討することにして、この最初の章では、誰にでも日常的に起きる可能性のある解離について、実例をもとに説明しましょう。

まずは身近な例です。みなさんにも、次のような経験はありませんか？

- 退屈な授業中、いつのまにか空想の世界を漂っていて、チャイムが鳴って我に返った……。
- ゲームに集中しているとき、友達に話しかけられてもまったく気づかなかった……。
- 飲み過ぎた翌朝、昨夜の記憶がきれいさっぱりなかった……。

これらの経験は、みな広い意味での解離に属し、しかも多くの人が体験することです。アメリカにコリン・ロスという解離性障害の大家がいます。彼の解離の教科書はさまざまなところで引用されていますが、彼は健康でも生じる解離と病的な解離を整理して表にしています。多少言葉を付け加えたものを以下の表1-1に示しますが、いずれも解離性の健忘の例が挙げられています。

表1－1　健康な解離と病的な解離

健康な生物学的解離	病的な生物学的解離
睡眠という生物学的な現象に伴い、夜間にトイレに行ったことを思い出せない。	脳震盪《のうしんとう》という脳への生物学的な影響のために交通事故を思い出せない。
健康な心理的解離	**病的な心理的解離**
講義に退屈するという心理現象のために白昼夢を見、授業の内容を思い出せない。	近親姦などの心理的な外傷によって幼少時の体験を思い出せない。

Ross, C.A.（文献７）の示した表を編者が改変したもの。

この表に整理されているように、解離のすべてが病的なものとは限りません。解離状態そのものは、健康な人にも日常的に起こりうる現象です。その状態が日常生活を送るうえで支障をきたしたり、大きな苦痛となっていたりする場合に限り、「病的な」解離と診断されるのです。（この「病的な」解離については、第二章をご参照ください。）

ですから、たとえば「人生のある一時期に体外離脱を体験したが、特に生活に支障はなかった」というような場合には、そのエピソード自体は解離状態であっても、解離性障害という診断はつきません。

それでは日常的な解離の例をいくつか見てみましょう。

(1) 没頭体験や白昼夢、体外離脱体験

さっきまで「ベイカー街」にいたはずなのに?!――没頭体験の事例

❀ カヨコさん　三十代前半　女性　臨床心理士

以下はカヨコさん本人の体験談です。

「私が小学五年生の時のことです。ふと我に返ると、私は教室の自分の席に座っていて、周りには誰もいませんでした。頭の中では、『ここは教室？……今何時？』『なんで誰もいないの？』『私は何をやっているの？』とわからないことだらけ。呆然としつつ、それでも必死に状況を把握しようとしました。まず自分の手には、シャーロック・ホームズの本があります。ちょうど読み終わったところのようです。さっきまで私はホームズの住むベイカー街にいたはず、と考えました。次に、なぜ私は教室

にいるのだろう？　と思い時計を見ると、なんと五時間目の授業中のはずではありませんか。でもクラスには誰もいません。時間割を見ると今は体育のようです。ということは……と窓の外を見ると、クラスのみんなが走っているのが見えます！　それから私は慌てて体操服に着替え、校庭に出て行きましたが、先生に怒られてしまいました。私は友達に『なんで先に行っちゃったの？　教えてくれてもいいじゃない！』と抗議しましたが、皆は『何回も言ったよー。カヨコが無視するから先に来ちゃったんだよ』と口々に言います。腑に落ちない思いでしたが、その日の自分の行動を振り返ると、どうやら昼休み中に読書に集中しすぎて一時的に周りが見えなくなっていたようでした」

「その時に限らず、私はしばしば本やテレビ、マンガなどの世界に入り込んでしまうことがありました。すっかりその世界に入り込み、ふと顔をあげると、今どこで何をしているところだったかわからなくなってしまうのです。さすがに大人になってからは仕事に差し支えるせいか、自然とそういうことは少なくなりましたが……」

この例のように、何かに夢中になって周りのことがわからなくなってしまうことを「没頭体験」といい、正常範囲の解離の一種と考えられています。解離には主に没頭、健忘、離人の三つの要素があります。このなかで健忘、そして時には離人（現実感がなくなったり、自分が行動しているという感覚が薄れたりする現象）も精神医学的に問題となる解離ですが、没頭は健康な人にもしばしば起きているものと考えられています。たとえば人に何かを言われたのを覚えていない場合、「別の人格になっていたから覚えていない」というのであれば後に詳しく説明する解離性同一性障害の可能性が考えられ、見過ごすわけにはいきませんが、「別のことに夢中になっていて気がつかなかった」というのは、健康な範囲の現象であり、多くの人が体験することです。

没頭体験と同じように、周りのことにほとんど気づかなくなっている状態に「白昼夢」と呼ばれるものもあります。白昼夢はぼんやりととりとめもないことを考えているような状態で、これも正常な解離のひとつです。没頭体験は「何かに集中していて注意が他に向かない状態」、白昼夢は「注意がどこにも定まっていない状態」という違いはありますが、どちらもよくある日常的な解離です。

「魂が抜けちゃった！　どうしよう!!」――体外離脱体験の事例

ナツコさん　女子　中学三年生

ナツコさんは、一年ほど前から寝入りばなに起こる金縛りに困っていました。その日もいつものように、目を固く閉じて金縛りが終わるのを待っていました。しかしいつになく全身の圧迫感が強く、何かが違うと感じてそっと目を開けてみると、知らぬ間に体が浮き上がっていて目の前に天井があったのです。混乱したナツコさんが下を見ると、布団に寝ている自分の姿がはっきりと見えます。この時は頭の後ろに目があるかのように、下の様子が見えていました。すっかりパニックに陥り、「魂が抜けちゃった!!　このまま魂が体に戻らなかったら私は死んじゃうの!?」という恐怖感を覚えましたが、声は出ませんでした。ところが次の瞬間にドスン！　と下に打ちつけられる感じがして、いつもの意識状態に戻りました。

ナツコさんはこの他にも何度か金縛りに伴う不思議な体験があり、自分の体が「仮の容れ物」になったように感じていました。そこでこの体験が一体何なのかを知りたくなり、スクールカウンセラーのところに相談に来たのでした。（一年後、スクールカウンセラーのもとを訪ねた彼女は金縛りもすっかりなくなり、充実した高校生活を送っていると話していきました。）

ナツコさんに起きた現象を説明するためには、多少なりとも専門的な用語を使わなくてはならないことをご了承ください。

このナツコさんの例には、金縛りと体外離脱体験がみられますが、ここでは体外離脱体験について解説します。（金縛りについては次の（2）で説明します。）体外離脱体験とは、意識が自分の体から抜け出てしまい、外から自分の体を見ているように感じる体験のことです。なおこの体外離脱体験は、通常は離人体験とは区別されます。離人体験（第三章で詳しく述べます）では現実感がなくなったり、自分が行動しているという感覚が薄れたりしますが、ナツコさんのようなリアルで込み入った体験は普通は起きません。

体外離脱体験は臨死体験（死ぬ間際まで行った人の体験）として起きることもありますが、てんかんや偏頭痛に伴って生じる場合もあります。ＰＣＰやケタミンといったＮＭＤ

A拮抗薬と呼ばれる薬物を摂取した場合にも起こることがあります。またナツコさんの例のように、金縛り体験中にみられることも多いようです。金縛り中の体外離脱体験は、正常な解離と考えられます。

体外離脱体験は、脳の側頭-頭頂接合部と呼ばれる部分との関連が指摘されています。この部位は側頭葉と頭頂葉という二つの部分の接点であり、それぞれで扱われるさまざまな感覚を統合しているところです。そこでうまく情報が統合されないと体外離脱体験のような異常な感覚の体験をすると考えられます。

（2）夢や催眠に関連した解離現象

金縛りの事例

❁ アヤコさん　三十代前半　女性　臨床心理士

以下は、アヤコさんの言葉です。

「私は普段の平均睡眠時間は八時間くらいですが、時間さえあればずっと寝ていることができます。今までの最高記録は三十二時間です。途中でトイレに起きることはありますが、そのたびに『まだ眠れる』と感じれば、ひたすら眠ります。それほど長く寝た後は、意識が完全に現実に戻り、夢と現実の区別がつくようになるまで少し時間がかかります。そのようなときには、自分の『気』や『魂』のようなものが体から抜けてしまったかのように感じることがあります。自分が自分でないような、遠くから自分を見ているような気がするのです。特に起きた直後に外に出て、意識がまだ完全に戻っていない状態で人ごみに入ると、周りの人たちが人間でないような感じがして、自分だけが取り残されたような感覚に陥ります。自分を外から見ているような感覚になるのです。その瞬間は緩い金縛りのような状態で、時間が経過すると自然に普通の状態に戻っていきます」

「金縛りは幼いころからのもので、『変な感覚だなあ』とずっと思っていましたが、解離性障害や離人体験のことを知るうちに、『もしかしたらこれにあてはまるのかもしれない』と思うようになりました。幼少期は特に風邪を引いたときにこのようになりやすく、現在では疲れているときに起こりやすいようです。その時々の体調や気分と関係しているのかもしれませんが、とても不思議な体験です」

この例では過眠に加え、前述した体外離脱のような感覚や金縛りがみられます。そこでここでは金縛りについて解説します。ただしここも少し専門的な説明になることをお許しください。

まず、睡眠にはREM[注1]睡眠とnon-REM睡眠の二種類があります。睡眠はnon-REM睡眠から始まって徐々に脳波の周波数が低くなり、深睡眠に入ります。これは熟睡した状態であり、心身の疲れを取るために重要な睡眠です。そしてやがて眠りが浅くなってくるのですが、ちょうど自然に覚醒する手前にこのREM睡眠期に入ります。この時期の脳波は活発で、起きているときのそれとあまり区別がつかないものとなります。REM睡眠に入ると夢をみることが多くなり骨格筋の脱力が起こります。REM睡眠が終わることで、約九十分の一つの睡眠のサイクルが終わりますが、ここで覚醒しない場合は、再び次のサイクルに入っていくことになります。こうして睡眠のサイクルが一晩に数回めぐり、その間non-REM睡眠とREM睡眠を繰り返しながら朝を迎えます。

金縛りは正式には「睡眠麻痺」と呼ばれますが、骨格筋の脱力が起きているREM睡眠中に中途半端に覚醒してしまう状態と考えられています。そのため主観的には、「目が覚めているのに手足が動かない」と感じられます。昼寝や断眠、不規則な睡眠習慣などによって、睡眠覚醒リズムが乱れていると金縛りは起こりやすくなります。しかしこの金縛りも、誰にでも起こりうるものであり、生理的に生じる正常な解離といえます。

その一方で、これに類似する疾患として、ナルコレプシー[注2]の睡眠麻痺があります。ナルコレプシーは過眠症の代表的疾患です。日中に突然眠り込んでしまったり、笑ったり怒ったりすることで急に体から力が抜けて倒れこんだり、とてもグロテスクでリアルな夢をみたりします。ナルコレプシーの場合もREM睡眠の異常と考えられています。

睡眠麻痺は覚醒から睡眠に移行する際に起こる場合と、朝の睡眠から覚醒に移行する際に起こる場合があります。ナルコレプシーは前者のタイプで、健康な人では後者のタイプが多いと考えられています。

ここに紹介したアヤコさんのケースでも、不規則な睡眠習慣があり、それが朝方のREM睡眠期の中途半端な覚醒につながり、金縛りを引き起こしたと考えられます。過眠はありますがナルコレプシーとは違います。

（注1）REMとは Rapid Eye Movement（急速眼球運動）の略です。睡眠中にこの状態になると、目はつぶっていながらもあたかも何かの映像を追っているように細かく動くために、このような名前がつきました。私たちはREM睡眠のときは普通は夢を見ています。また睡眠のうちREMでない部分をnon-REM睡眠と呼びます。

（注2）ナルコレプシーには睡眠や覚醒に関係する脳内のオレキシン神経の異常が関与していると考えられています。日中にもかかわらず突然REM睡眠に陥ってしまうため、突然夢を見たり（入眠時幻覚）、脱力したりすること（情動性脱力発作、カタプレキシー）があります。

その他にも睡眠に関連したものとして、睡眠時遊行症（夢遊病）、ＲＥＭ睡眠行動障害などがあります。睡眠時遊行症はｎｏｎ-ＲＥＭ睡眠からの不完全な覚醒からくるもので、目を開いていることもありますが起こそうとしても起きません。これは子どもの寝ぼけ行動としてよくみられるものです。またＲＥＭ睡眠関連行動障害ではＲＥＭ睡眠時に骨格筋の脱力が起きないため、夢でみた内容に合わせて体が動いてしまいます。これは高齢者にも多くみられ、薬剤で生じたり、認知症にみられたりもします。

（3）コックリさん——「日常的」と「病的」の間の解離状態

みなさんは「きつね憑き」、霊媒師や祈禱師による降霊、神懸《かみがか》り、トランス、コックリさん遊びなどの言葉を耳にしたり、体験したりしたことはありませんか。これらの現象は古くから、人々の間で信じられ、受け継がれてきました。科学が発展した現代では、これらに対して懐疑的な目を向ける方も多くなってきましたが、他方ではこれらに意味を見出したり、実際に体験したりする方も少なくありません。

憑依《ひょうい》やトランス状態においては、そのさなかにある人には、目的や意味があるようなふるまいや言葉がみられますが、その間の記憶が残っていないことのほうが普通です。トランス状態では、その人の意思や身体活動は、通常のそれとは切り離された（解離した）状態にあります。いわゆるトランス状態とは、解離状態のひとつの言い換えと考えてくださ い。また、憑依現象も、その人の日頃のパーソナリティとはまったく異なる人格が取り憑いているように見える状態で、これも一種の解離状態と考えられています。もしこれらを当人がある程度意図的にコントロールできる形で開始したり、終了したりすることができるのであれば、あるいはそれが起きる場所や状況を選択できるのであれば、日常的な解離に含まれるといえるでしょう。これらが文化的・宗教的な儀礼を成立させている場合には、特に病的なものとは考えないものです。

ところがこれらが本人のコントロールを外れて生活の中に現れてしまった場合は、話は別です。コックリさんについて、そのような例を挙げてみましょう。

コックリさんの事例

❁ ヒトミさん　女子　中学二年生

中学生の時に、コックリさんごっこが流行《はや》りました。紙に五十音とYES／NOを書き、十円玉を置いてその上に二人が指をのせます。「コックリさん、コックリさん、いらっしゃいましたらYESの方にきてください」と声を合わせて唱えると、不思議なことに指と十円玉が動き出し、YESのところで止まるのです。

中学生の女子生徒たちは、「コックリさんが来たよ」「力入れてないのに勝手に指が動く」「怖い」と大騒ぎです。次に質問をしていきます。「コックリさん、コックリさん、〇〇くんの好きな人はこの中にいますか？」　するとまた指がすうっと動き、YESの文字の上をぐるぐると移動します。「いるんだってよ。じゃあ、コックリさんコックリさん、その人の名前は誰ですか？」　すると今度は指が五十音の文字の上へと移動します。

このような遊びは大流行し、「家でもやってみた」「何でもコックリさんに聞いてみよう」と、中学生の心をわしづかみにしました。なかにはコックリさんの結果に一喜一憂して泣きだす生徒もいるほどで、中学生にとっては他の占いや遊びよりもよほど現実的なものと信じられていました。

ある日の自習の時間、ほとんどの生徒が熱心に自習していました。すると突然「あー、指が止まらない！」と泣きだす声がしました。きのうコックリさん遊びをしていたヒトミさんが、なぜかひとりで机の上に指をいったりきたりさせていました。「ヒトミ、どうしたの？」「わからないんだけど、指が勝手に動くの」「ヒトミ、とりあえず机から指を離してみて」そういってクラスメートみんながヒトミさんを机から引き離しました。しかしヒトミさんの指は、今度は自分のひざの上でいったりきたりしはじめたのです。

さすがに他の生徒も怖がりだしました。急いで教室にかけつけた先生が、「落ち着きなさい。どうしたの？」と問いかけるものの、ヒトミさんは混乱するばかり。保健の先生や教頭先生も来ましたが、それでも指は動き続け、そのうちヒトミさんは倒れて気を失い、救急車で病院に運ばれました。それを見て怖くなった女子生徒たちは泣きだしました。

数日後何ごともなかったように登校してきたヒトミさんは、元気で活発ないつもの彼女でしたが、その後コックリさんごっこをする生徒は誰もいませんでした。

そもそも通常のコックリさん遊びでは、文字の書かれた紙の上を手が移動しますが、遊びに加わっているメンバーが意図的に動かしている可能性も否定できません。すなわちあくまで「遊び」の一部として位置づけるべきものです。しかし当時のコックリさん遊びは、中学生にとってありありとした現実として体験されていたことでしょう。ヒトミさんの場合も、夢中になって没頭するあまり解離状態に入り、本人の意図を離れて指が勝手に動いてしまう行動が制御できなくなったと考えられます。

(4) イマジナリーコンパニオン

同じく正常範囲に属する解離現象として、「イマジナリーコンパニオン」(日本語では

「想像上の友達」などと訳されています）という現象があります。これは発達過程にある子どもにしばしばみられ、四、五歳から十歳ごろまでの二〇〜三〇％に現れるといわれます。通常は実際に目には見えないものの、ありありとそこにいるように感じられ、大抵名前がつけられています。周りからは子どもが本当に誰かと遊んでいたり、会話していたりするかのように見えることがあります。

まずはいくつか事例をご紹介しましょう。

事例①

メグミさん　女子　高校三年生

メグミさんは心身ともに健康な、普通の女子高生です。演劇部の活動にも勉強にも熱心に取り組み、家族や友達とも楽しくやっています。ただ少々頑張りすぎるところがあり、身が持たなくなって学校を休んでしまったり、たまに過呼吸を起こしたりすることがありました。そんなことからメグミさん自身、自己理解を深めたいと感じ、また担任の先生の勧めもあって、カウンセリングを受けていました。

メグミさんの語り口にはひょうきんなところがあり、話す内容も思春期らしく微笑《ほほえ》ましい爽やかなもので、感性の豊かさや家庭環境のよさが感じられました。カウンセリングでも心理検査でもいわゆる病的なところはみられませんでした。

そんな彼女がある時、「いつとは思い出せないくらい幼いころから、相談相手の声がふっと現れ、いつの間にか消えることがあった」「そういうことが度々あったけれど、気がつけばなくなっていた」と語りました。

治療者は統合失調症や解離性同一性障害、あるいはなんらかの深い病理が潜んでいたのか、見立てに誤りがあったのかと不安になり、スーパーヴァイザーに相談してみました。するとイマジナリーコンパニオンという現象があることを教えられ、実際にはこのような体験を持つ人は意外に多く、心配のないものだとわかったのです。

事例②

❀ ハルコさん　女子　小学二年生

ハルコさんは、幼稚園のころから同世代の友達と遊ぶよりも、本を読んだり空想物語を作ったりすることのほうが好きでした。小学二年生の春に、父親の転勤で父方の実家のある地方へ移ったときも、同級生や学校になかなかなじめませんでした。そのころ家庭では、母親が父方祖父母とうまくいかず、その不満をハルコさんに漏らしていました。母親の愚痴の聞き役になっていたハルコさんは、母親をこれ以上心配させたくないと思い、「学校に行きたくない」とは誰にも言えずにいました。

夏休みがあけ二学期に入ってからもハルコさんに友達はできず、一日中誰とも口をきかない状況が続きました。そんななか「なかま」と称する数名の友達が自分の中に生まれたのです。性別や年齢もバラバラな「なかま」たちは、常にハルコさんのそばにいて守ってくれる存在でした。

時折ぶつぶつと独り言を言っているハルコさんを、同級生は奇異な目で見るようになり、いじめの対象とすることもありました。しかし孤立した状態であっても「なかま」がいてくれたので、ハルコさん自身はつらいとか、寂しいとは感じていませんでした。

事例③

❀ サッちゃん　五歳　女児

サッちゃんは保育園の年長児です。先生からは、いつもみんなの先頭に立って積極的に行動し、とりたてて心配することのない子どもだと思われていました。ただしっかりしすぎているところが、少し気がかりではありました。

ある日、サッちゃんが見覚えのないおもちゃを手にしていたので、両親が「そのおもちゃどうしたの？」と聞くと、「心のお友達のヨシオくんが欲しいと言ったから、保育園から持ってきちゃった」と話しました。両親は「心のお友達」という表現に驚き、「心のお友達っていうのは他にもいるの？」と聞くと、「ヨシオくんと野球が上手なタカくん、あとね、ミッちゃんとアヤちゃんがいるよ」と言うのです。みんながかわるがわる話しかけてくるそうで、特に寝るときによく話しかけてくるというのでした。

サッちゃんは四人家族で、両親と二歳の弟がいました。父親は仕事が忙しく朝早く出て夜遅く帰ってくるような生活で、また母親も情緒不安定なところがあったため、子どもたちと充分に関わることがなかなか難しいようでした。
それでもサッちゃんのことが心配な両親は、時間を作って一緒に子ども相談室を訪れました。さまざまな話し合いのうえ母親を医療機関や地域で支えることになり、少しずつ家族の状態が安定してくると、サッちゃんの心の中のお友達も話しかけてくることが少なくなっていきました。

これらの事例にみられるとおり、子どもたちにとってイマジナリーコンパニオンの存在は、慰めてくれたり励ましてくれたり、時には良き相談相手となり、彼らの発達や適応を支え促す存在となっています。イマジナリーコンパニオンが現れる背景として、さまざまなストレス状況から心を守るためのこともあれば、人とのつながりを求めている場合や、対人関係を作っていく準備段階として生じる場合などが考えられます。いずれにせよ、イマジナリーコンパニオンの存在は成長と共にだんだんと消えていくものといわれています。

みなさんの中には、このイマジナリーコンパニオンが、第三章で詳しく紹介する解離性同一性障害（多重人格障害）における交代人格とどこが違うかを疑問に思う方がいるかもしれません。しかしイマジナリーコンパニオンはあくまでも本人の周囲を取り囲んでいる「友達」であり、その誰かが本人に成り代わってしまうということは起きません。

なおイマジナリーコンパニオンは成人して以後もみられることがあり、しかもそれが本人が日常的に体験しているストレスのレベルにより出現したり消失したりする場合があります。そのような事例を以下に示します。

事例④

❁ コユキさん　二十代後半　主婦

コユキさんは二年前に結婚し、ご主人と二人暮らしの生活を送っています。ある時ご主人から「君はこのところよく独り言を言っているよ。誰かと話しているような感じだね。大丈夫かい？」と言われました。確かにコユキさんには心当たりがありました。彼女の中には幼いころから、人には見えないサクラやモミジという名前の話し相手がいて、ずっと色々な相談にのってもらっていたのです。

コユキさんが幼いころは、両親の間は常にいさかいが絶えることがなく、そのたびにコユキさんはつらく寂しい思いをしていました。しかしサクラやモミジはいつもそんなコユキさんのそばにいて、励ましてくれ、時には一緒に歌を歌うこともありました。このように幻聴を相手に話をすることは、コユキさんにとってはまったく違和感のない日常的な出来事だったのです。でもそんな話をして変に思われたらどうしようと思い、ご主人には話したことがありませんでした。それに結婚してからしばらくはそのような幻聴自体をほとんど聞かなくなっていました。結婚当初はコユキさんはご主人の優しい両親をすぐに大好きになり、幸せな一家の一員となれたことに喜びを感じていました。結婚後に幻聴が消えていたのにはそのような事情があったかもしれません。

ところが結婚後二年を経たころからご主人の両親の病気による介護の問題がわき起こり、親戚のいざこざに巻き込まれるようになりました。そのころから幻聴は再びコユキさんの周囲に現れ、話し相手として支えてくれるようになったのです。

このコユキさんの例にみられるイマジナリーコンパニオンも、不快感を与えたり恐怖の対象となったりするのではなく、むしろコユキさんにとって「困らない幻聴」、肯定的な幻聴でした。コユキさんの場合はこのイマジナリーコンパニオンを成人後も長く保っており、結婚後いったんは消失していましたが、ストレスの多い環境に置かれたことで、再び生き生きと蘇ったものと考えられます。

ちなみに解離性同一性障害の患者さんの場合も、幼少時のイマジナリーコンパニオンを多くの交代人格とともに維持していることが多いため、成人期のイマジナリーコンパニオンに出会った際は、解離性障害を一度は疑う必要があるでしょう。コユキさんの場合も医療機関を受診し、念入りに病歴を検討してもらい、解離性同一性障害や統合失調症を除外診断されたうえで治療を続けています。

(5)「見えちゃう」人々

最近は科学技術の発展が著しい一方で、科学では解明できない神秘的な世界への関心も高まってきています。死後の世界や心霊現象、前世などについて書かれた本がよく売れていることからも、こうした体験を肯定的に受け止める人々が増えていると思われます。なかには「私は霊感が強い」「いるはずのないもの（霊、UFOなど）が見えるんです」「何かがいる気配を感じます」などと訴える人々もいます。

とはいえ、やはりこのような現象に疑問を抱く人がいることも事実です。その人たちにとっては、「見える」という訴えは「単なる思い込み」「勘違い」などとしか受け止められないようです。では、「見える」という人々の体験を、すべて思い込みや勘違いとして片づけてしまってもよいのでしょうか。この問題にひとつの指針を与えてくれるのが解離の概念です。なぜならこれらの霊的ないし神秘的な体験の多くは、精神医学的には解離性の体験として理解することができるからです。

「ドクロや死神」が見えた事例

❁ マユさん　女子　高校二年生

マユさんは最近勉強に集中することができずに学校での成績が下がり気味です。そこで心配になりスクールカウンセラーのもとを訪ねました。カウンセラーが話を聞くと、最近は勉強のかわりにスケッチブックに向かうことのほうが多いということです。そのように話した翌日、マユさんは自分の作品を持ってきました。その絵は人が血を流し、ドクロや死神が描かれ、見る人を不安にするようなものでした。マユさん自身も、描いていて決して楽しいわけではないようです。カウンセラーが「ずいぶん恐ろしげなものだけど、よく描けていると思う。すごい想像力だね」と伝えると、マユさんは「別に想像力はないです。実際に見えるものを描いているだけですよ」と言い、「常にいろいろなものが見えているんです。でももう慣れてしまって怖くはないのですが、それらと共に過ごすのが憂うつです」と言いました。カウンセラーは、憂うつさや無気力について専門医に相談することを勧め、「お薬でもよくなるかもしれないですよ」と伝えました。カウンセラーはマユさんの了承を得たうえで、担任の先生にも現在のマユさんの状態について伝えると、先生もまた、マユさんが周囲の出来事やクラスメートに関心がなさすぎることを心配していました。そこで、学校では先生やクラスメートに「毎日必ずあいさつする」という目標をマユさんに提案するなど、マユさんに対し丁寧に関わるようにしました。

マユさんのような体験は、解離性の幻視である可能性が高いのですが、精神病（統合失調症など）との鑑別も必要になるため、できるだけ早く専門医に相談したいところです。マユさんの場合は、本人も症状に悩まされていたために、その後精神科を受診してそれが解離性のものと診断されました。一般に思春期や青年期において、もし統合失調症が疑われる場合には、本人が受診に乗り気でなくても、できるだけ早期の段階で治療につなげることが必要です。そうすることで重症化を防ぎ、将来の社会適応や自立の可能性を高めることができるからです。しかし事を焦ると、本人や家族が支援者に対して不信感を持ってしまう場合もあるので、このような場合のアプローチは慎重に進めなければなりません。

一方で、マユさんの担任の先生のように、彼女が自分の世界にひきこもることがないように、学校での現実的な人間関係を維持できるような小さな工夫をすることも大切です。

「お祓い」の効果があった？事例

ナミさん　女子　中学三年生

ナミさんは一年ほど前から朝学校に出ても教室に入れず、相談室登校をしています。きっかけは男子生徒に悪口を言われたことで、休み時間などに廊下で男子の声がすると、真っ青になって固まってしまうほどの怖がりようです。

ナミさんは三人姉妹の真ん中で、姉と妹はそれぞれ別な障害を持っています。ナミさん自身も発達障害が疑われています。勉強は苦手で、漢字はもちろん、カタカナも自信がありません。普段は書けるはずのひらがなも、ふとした拍子に思い出せなくなってしまうことがあります。

ある日ナミさんは、スクールカウンセラーと話している最中にもじもじし始め、それから困ったように笑いだしました。カウンセラーが「どうしたの？」とたずねると、

「これ言ったらヤバイ……頭がおかしいと思われちゃうかも……どうしようかなぁ……」と口にするのをためらいました。そしてカウンセラーに、「真剣に聞いてくれる？」と確認してから、「家にひとりでいるときに、小さな女の子らしい霊が見えるの」「振り返るとすぐに逃げてしまうので、はっきり見たことはないけれど、階段の上に足だけ見えて胴から上がないのよ」と話しました。「怖くないの？」というカウンセラーの問いかけに、「その時はすごく怖いのでひとりになるのが嫌だし、できれば二度と見たくない」と言って、少しつらそうな表情になりました。カウンセラーは心配に思ったので、「本当に霊がいるのかもしれないけれども、心が不安なときに実際にはないものが見えることがあるの。もしそうなら、専門のお医者さんに相談すると安心できるお薬をくれて、それを飲むと見えなくなることもあるのよ」と伝えました。また家族にも連絡を入れ、その日のやりとりについて知らせました。夏休み明けに、カウンセラーが「あれからどう？」と声をかけると、「お父さんと一緒にある神社に行ってお祓いをしてもらったら、それ以来一度も見えなくなった」ということでした。その後も卒業するまで、再び見えたという話は聞かれませんでした。

この例では「お祓い」が効果的でしたが、ここでは「見える」ということのナミさんへの心理的な効果について考えてみたいと思います。

ナミさんのように発達障害が疑われるケースで、「見える」という訴えが聞かれることは比較的よくあります。いろいろな要因が考えられますが、この障害が持つ症状ゆえに友達とうまくいかず、日常生活にもさまざまな支障をきたすことが少なくないため、そこからくる寂しさや不安も関係していることがあるようです。「怖いものが見える」のは、このような心理状態が投影された結果であったり、不安定な生活の中で生き生きとした実感を持つために、無意識的に引き込まれやすくなり、そのために生じる反応であったりする場合もあるのです。

この事例では、ナミさんのお父さんがナミさんの話を否定せずにきちんと受け止め、一緒にお祓いにまで行って父親として娘を守るという姿勢を示してくれました。ナミさんはその対応にとても安心したのでしょう。そのような効果もあり、再び怖いものを見ることがなくなったのかもしれません。

嘘をついていると勘違いされた事例

❀ リカさん　女子　中学一年生

リカさんは五月ごろから体調不良を理由に遅刻や欠席をする日が増えました。「クラスの女子にいじわるされるのがいや、教室に入らなくていいなら学校に来る」と言い、相談室登校を始めました。スクールカウンセラーと話すときは、ややテンションが高く、他校の友達と放課後遊んだことや、親戚のいるアメリカに高校から留学したいなど、明るい話題に終始していました。またこのころのリカさんは、校則で禁止されているマニキュアやアクセサリーを身につけて登校し注意を受けることや、休日に着飾って盛り場にいるところを先生に目撃されたこともありました。クラスでは実際にいじめがあった様子もなく、リカさんの派手な言動から、先生たちの間では「リカさんは単に怠けているだけではないか？」という見方が、次第に広がっていきました。

そんなある日、リカさんは「下駄箱のところにお化けがいる！」と、スクールカウンセラーに助けを求めてきました。急いで駆けつけると「ほら、先生も見えるでしょ。

あそこに女の子が二人、こうやって顔を出しているよ」と、リカさんは高い宙を指差します。あらためて相談室で話を聞くと、「自分は霊感が強くて、毎日のようにお化けが見える」「家にもしょっちゅう出る、昨日も冷蔵庫の前にものすごい量の髪の毛が落ちていて怖かった」「お母さんも霊感が強くて同じものを見るから、嘘じゃない」と、たたみかけるように訴えました。「先生、わからないの？　ほら、今また変な音がした！」というのですが、カウンセラーには何も聞こえません。すると今度は「あっ！　今またカチッていった！」と声をあげました。今度はカウンセラーにも聞こえましたが、それは空調が切り替わる音でした。カウンセラーは「今のは空調の音だと思う。だけど、こんなふうに、いつもいろんな音が気になっていたら、普段教室にいても勉強どころじゃないでしょうねえ」と言いました。リカさんは、授業の合間に様子を見に来る先生たちにも同じ話をしていましたが、先生は「勉強したくないから、嘘をついているのだろう」と聞き流していたそうです。その後、リカさんの足は学校から遠のいてしまい、適応指導教室に通い始めました。そこでもはじめは先生や友達に同じような話をしていましたが、あまり相手にされなかったせいか、やがて口にしなくなったということです。

その後数年たちますが、リカさんが精神病を発病した様子はありません。

頭がおかしいと思われることを心配した事例

❀ヤヨイさん　三十代前半　シングルマザー

ヤヨイさんは、小学一年生の娘さんの不登校がきっかけで治療者のところに相談に訪れました。ヤヨイさん自身も、人間関係がうまくいかない、眠れない、仕事が続かない、つい食べ過ぎてしまうなどの悩みを抱えていました。治療者は精神科の受診を勧め、それに従って服薬を始めたヤヨイさんの症状は、いくぶん快方に向かっていました。

ヤヨイさんの話によると、ヤヨイさんのお母さんは、どういうわけかたびたび家出していたので、ヤヨイさんは幼いころから随分とつらい寂しい思いをして育ったのだそうです。やがてヤヨイさんは成長し、結婚して子どもを持ちましたが、ご主人とうまくいかずに二年後には離婚してしまいました。その経緯にも、彼女の複雑な生育環境が影響していたようです。

ヤヨイさんの娘さんの不登校が始まったのちも、小学校の先生や母子家庭を見守る福祉職員など、ヤヨイさんに関わる人たちは、なんとか親子が安定した生活を送れるようにと、熱心に応援してきました。しかし事態はなかなか改善せず、そのうちに周囲は無力感を募らせ、少しずつ母子への関わり方が希薄になっていきました。

ある日、ヤヨイさんが治療者に「とても困っていることがあるんですけれど、私のことを『頭がおかしい』と言わないと約束してくれますか？」と何度も確かめてくることがありました。治療者がもう少し事情を聞くと、「これを言ったら、夫は私の気が狂っていると思ったらしいのです。それもあって私から気持ちが離れていき、離婚してしまったんです」というのです。治療者がヤヨイさんに安心して話すように伝えると、彼女は次のように語り始めました。「私は小さいころから、いろいろ不思議なものが見えるんです。二階だからありえないけど、今も時々家の窓の外を白い服を着た女の子が走り過ぎていくのが見えます。時々笑い声も聞こえるんです」。

他にも「ＵＦＯも見えます。光が急に大きくなったり小さくなったりするし、すごい速さでジグザグに動いたりするので間違いなくＵＦＯだと思う」「娘も同じものを見て怖がっているから、私の思い込みではないと思う」と話し、そして「怖くて眠れないので、なんとかしてほしいんです」と訴えました。

ヤヨイさんはすでに不眠と抑うつの治療のために精神科に通っていましたので、治療者は「よく眠れていないと現実にはないものが見えてしまうこともあるので、主治医に相談してみてはどうですか？」と提案しました。主治医がその話を聞いて、薬の種類を少し変更したところ、ヤヨイさんの幻視は多少おさまりました。主治医は「不眠だけではなく、もしかすると周囲の関わり方の変化がヤヨイさんを不安にしたことも、一因かもしれませんね」と説明しました。それから事態はあまり変わらないままですが、周囲はあまり巻き込まれないように、静かにヤヨイさんを見守ることにしました。

リカさんやヤヨイさんのようなタイプは、周囲から「人の気を引いたり、つらいことから逃げたりするために、口から出まかせを言っているのではないか」と思われがちです。彼女たちはなぜそのような誤解されやすいことをしなければならないのでしょうか。

彼女たちにとってはこのような不思議な体験も生活の一部になり、場合によってはアイデンティティの一端を構成するまでになっていることすらあります。しかし、やがて他人はほとんどそのような体験を持っていないらしいことに気がつき、自分が異常ではないかと不安になり、時折周囲の反応を確かめたくなるのでしょう。

リカさんやヤヨイさんに限らず、「見えちゃう」人々の一部には似たような特徴がみられるようです。ひとつには保護者による養育的関わりが十分には得られないような環境で育ち、そのために情緒的に不安定な部分があることです。またもうひとつは、「見えないはずのものが見える」ときには、かなりの不安やストレスが高まっているということです。そうであれば「見えちゃう」という体験の背後にあるその人の不安やストレスに焦点を当て、心理的な問題として取り扱っていくことこそが大切だといえるでしょう。

まとめ

本章では、健康な人々にも日常的に起きる可能性のある解離について説明しました。
体外離脱体験は、薬物の影響や脳の感覚統合機能の異常によって起こる現象と考えられており、てんかんや偏頭痛に伴って生じることもあります。金縛り（睡眠麻痺）は、REM睡眠との関連が深く、生理的に起きる解離のひとつです。睡眠麻痺の病的な疾患としてナルコレプシーがあり、これもREM睡眠の異常からくるといわれています。その他にも睡眠時遊行症（夢遊病）、REM睡眠関連行動障害など、睡眠に関連した解離症状は数多くみられます。

また強い暗示により生じる解離として、コックリさん遊びにみられる意識状態を紹介しました。この遊びは集団で行われることも多いため、「集団ヒステリー」と呼ばれるような心理状態も関係しています。これは強い暗示にかかった状態の人々が相互に心理的な影響を与え合うことで、さらにその状態を高めていくという現象です。このように暗示にかかりやすい傾向（「被暗示性」）が比較的高い状態にある発達途上の子どもに、イマジナリーコンパニオンと呼ばれる想像上の友達が現れることがあります。

子どもたちにとってイマジナリーコンパニオンは、心の慰めや話し相手としての役割を持ち、発達や適応を促す存在として機能します。イマジナリーコンパニオンが登場する背景には、ストレスや淋しさがある場合もみられますが、通常は成長とともに消えていくことが多いようです。しかし解離性障害の患者さんでは、大人になってもイマジナリーコンパニオンの存在によって心のバランスを保っている場合があります。子どものころにいったん消失したイマジナリーコンパニオンが、ストレスの高い環境に置かれたことにより再び姿を現すこともあり、この段階では治療が必要になります。

さらに発達障害の患者さんや、傷つきやすく自信がない人たちの中にも、「何かが見える」という訴えを聞くことがあり、解離との関連が示唆されます。こうした訴えは、彼らの抱える心理的な問題を間接的に示していると捉え、周囲の人々は必要な措置を取り、適切な対応を心がけることが重要です。

コラム

ドラマに見る健康な解離──「見えちゃう私」

二〇〇九年四月から半年にわたり毎朝放映されたNHKの連続テレビ小説『つばさ』をご覧になった方は多いと思います。ヒロインの玉木つばさは人知れず、彼女だけにしか見えない「ラジオ」という名のおじさんと、時々話をしていました。

玉木家は和菓子の老舗で、つばさの祖母が女将であり、婿養子の父は腕のいい職人です。母はつばさが十歳の時に祖母と喧嘩して家を出たきり、行方知れずのままでした。しっかり者のつばさは家事一切をとりしきり、学校の友達からも「おかん」というあだ名で呼ばれます。「ラジオ」は、母が出て行ったときに寂しさを紛らわすために聴いていたラジオの中から姿を現した人物です。その後はつばさがつらい時、寂しい時、悲しい時、困った時に出てきて慰めてくれ、アドバイスやヒントをくれます。それはよいのですが、「ラジオ」は、どういうわけか中年のダサイおじさんで、つばさからみるとピントはずれだったり、おやじギャグだったり、ふざけているように見えたりするので、つばさは時々迷惑に思い、冷たくすることもありました。するとある時「ラジオ」は言います。「そんな冷たい言い方しないでよ。だって僕は、あんたの心の一部なんだからさ」。

ドラマは、つばさが二十歳になるころ、母親が突然に放蕩から帰還したところから始まります。短大卒業後、就職せずに「おかん」として家と店を守ることに決めていたつばさですが、母の登場がきっかけとなり、地元のコミュニティーラジオ局に就職することになります。明るく世話好きなつばさは家族や地域の人たちと体当たりで関わりながら、成長していきます。玉木家の人々は、祖母-母-つばさと世代を超えて続く葛藤や、父や弟の心の闇と向き合い、最終的にはお互いを理解し許しあいます。つばさの両親はなんと、そこで二度目の結婚式をすることにします。その日の朝に、母親はつばさにこう言います。「長々お世話になりました。今日からは私がおかんになるからね。あなたは娘に戻っていっぱい甘えなさい」。つばさは初め戸惑いますが、母親の言わんとすることを理解し、白無垢の母にしがみついて泣きじゃくるのです。その夜「ラジオ」は、つばさにお別れを言いに来ます。もう自分は必要なくなったと。つばさは驚いてこう言います。「そんな寂しいこと言わないで！　あなたは私の一部だって言ったじゃない！これからも時々出てきて馬鹿な変装したり、冗談言ったりしてよ！」と。しかし「ラジオ」の姿はしだいに薄れ、消えてしまいます。つばさは別れを悲しく思いつつも、それを受け入れます。

「ラジオ」とおしゃべりしているつばさは、解離状態にあったといえるでしょう。それは母親の不在時に現れ、母親に再び抱かれ心を預けることができた時に去って行きました。つばさの寂しさや不安を支えた「ラジオ」は、イマジナリーコンパニオンとして理解することができるかもしれません。（R・D）

認知症？

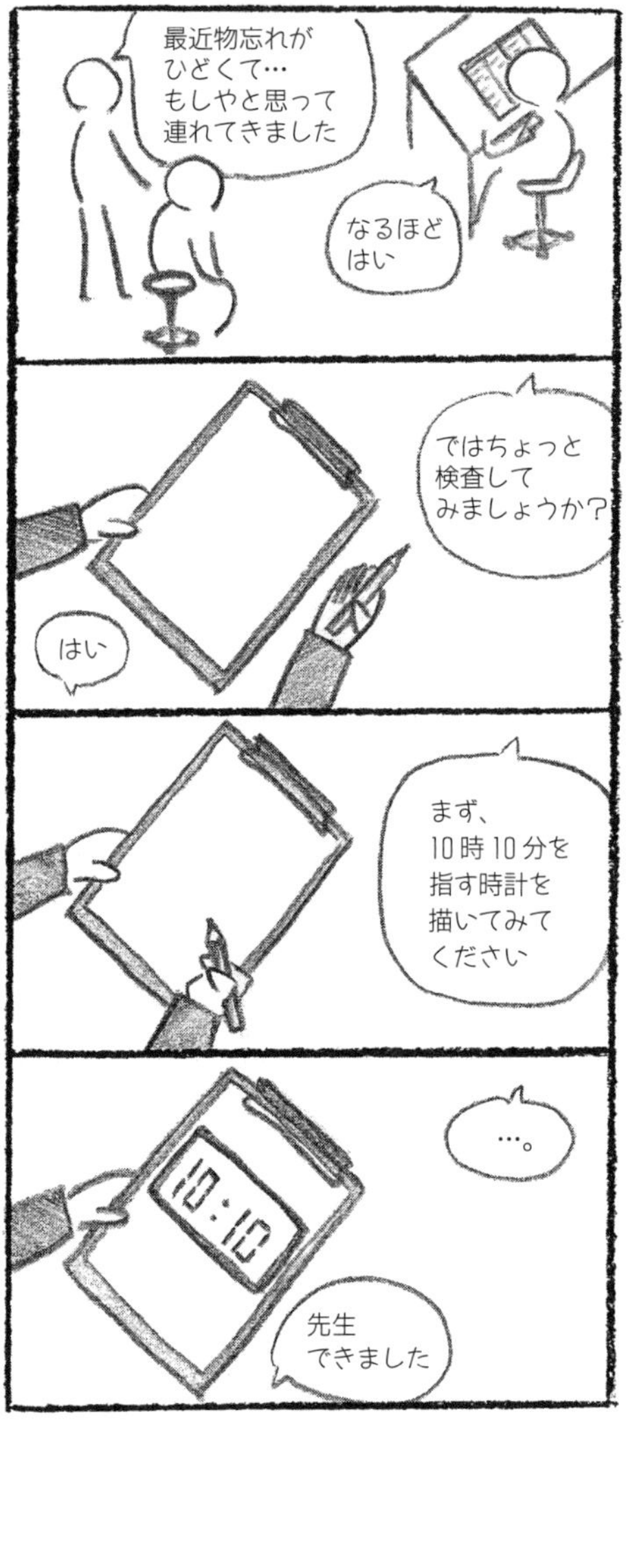
最近物忘れが
ひどくて…
もしやと思って
連れてきました
なるほど
はい
ではちょっと
検査して
みましょうか？
はい
まず、
10時10分を
指す時計を
描いてみて
ください
10:10
…。
先生
できました

治療者の解離？①

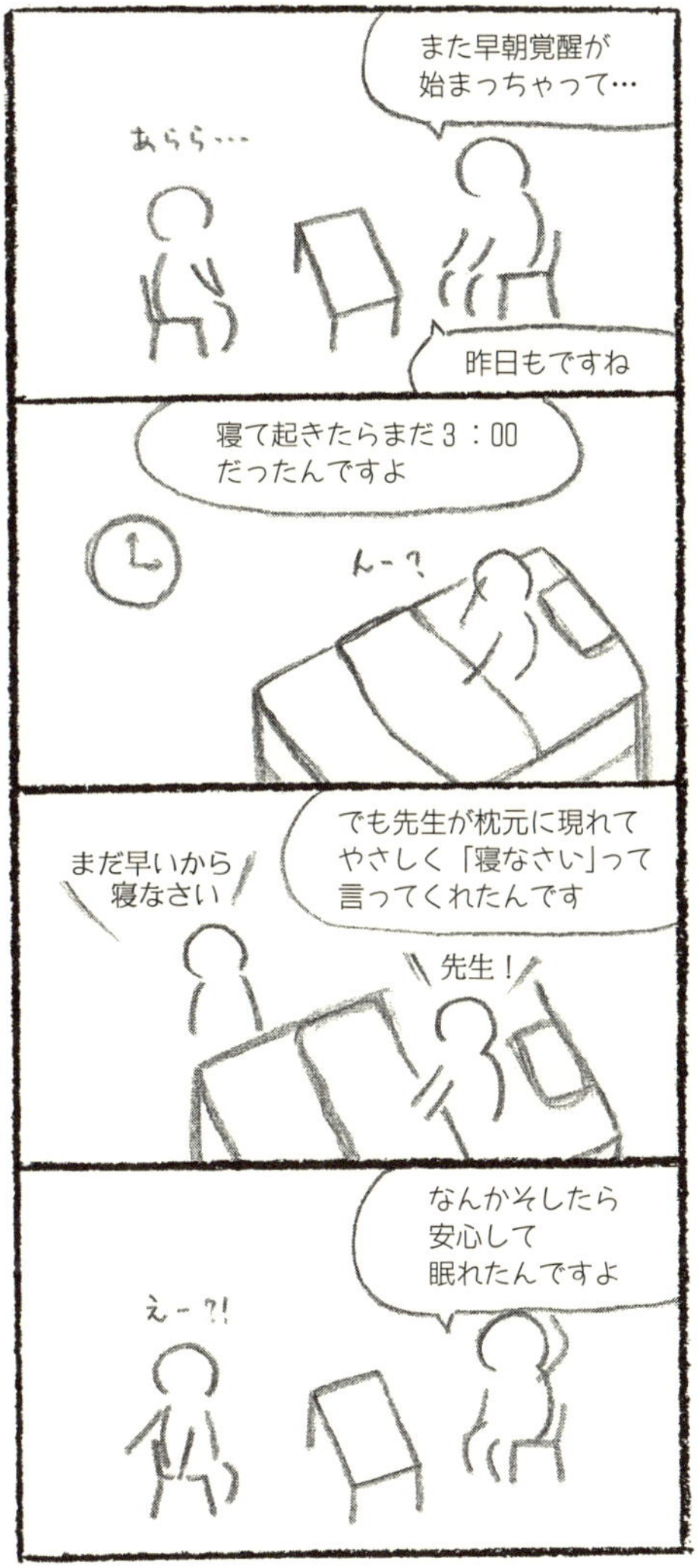
また早朝覚醒が
始まっちゃって…
あらら…
昨日もですね
寝て起きたらまだ３：00
だったんですよ
ん－？
でも先生が枕元に現れて
やさしく「寝なさい」って
言ってくれたんです
まだ早いから
寝なさい
先生！
なんかそしたら
安心して
眠れたんですよ
え－?!

治療者の解離?②

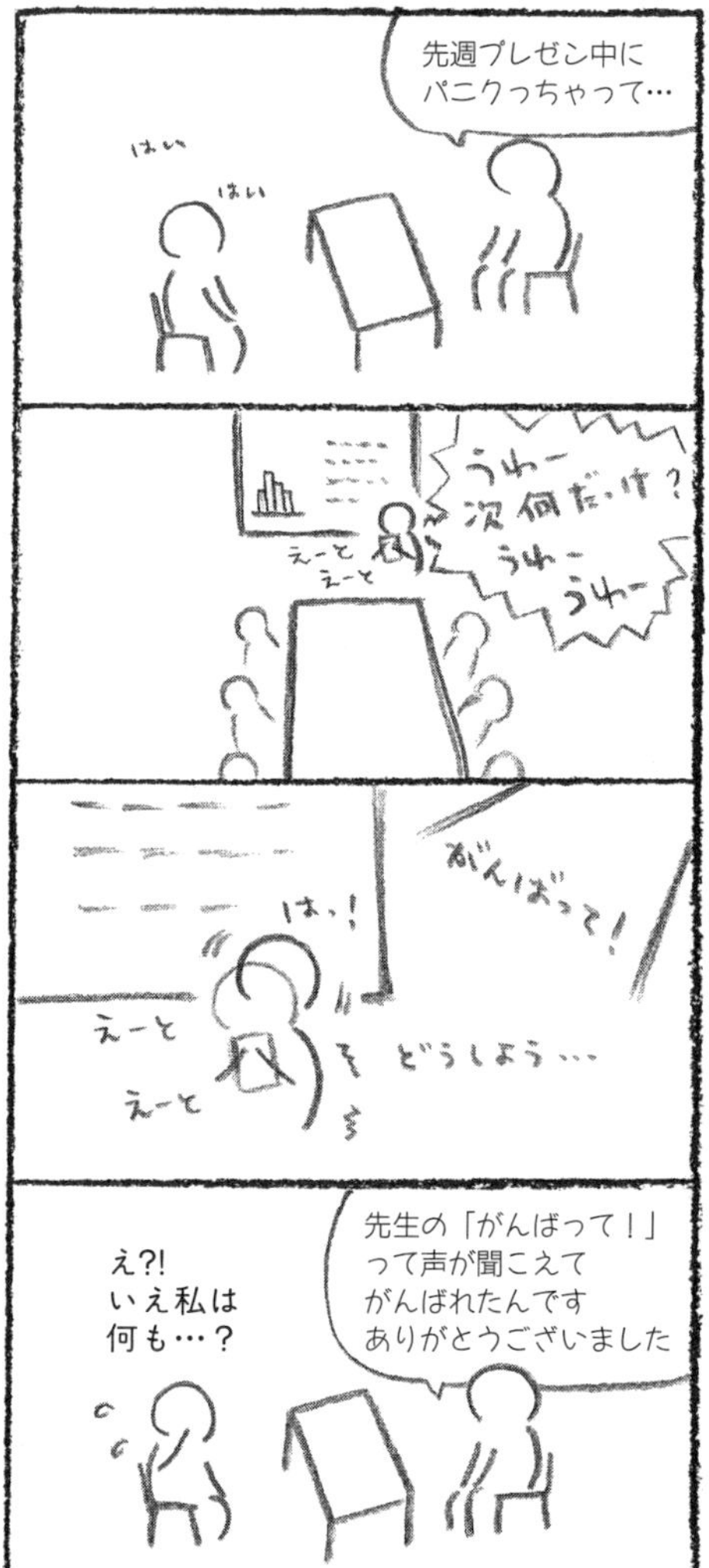
先週プレゼン中に
パニクっちゃって…
はい
はい
えーと
えーと
うわー
次何だっけ?
うわー
うわー
がんばって!
はっ!
えーと
えーと
どうしよう…
え?!
いえ私は
何も…?
先生の「がんばって!」
って声が聞こえて
がんばれたんです
ありがとうございました

第二章 患者さんに起きる「病的な」解離

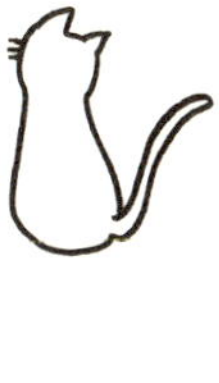

本章では、第一章の「日常的な解離」から一歩進んで、「病的な解離」のいくつかについて説明します。これらは医療機関に相談するのが望ましいケースです。ただし「病的とはそもそも、どういうことか？　前の章の『健康な解離』とどこが違うのか？」という基本的な疑問をお持ちの方も多いでしょう。そこで病的（病気である）とは、何を意味するのかについて一言述べておきます。

「病気とは、解離の症状により日常生活や社会生活に支障をきたし、精神的にも苦痛を味わい、しかもそれを自分でコントロールできず、日々悩んでいる状態である」

このように考えると、第一章で紹介した「健康な解離」も、その程度が深刻になると、この定義を満たすようになる可能性があることがおわかりでしょう。

そこでこの章ではそのような深刻な解離体験を「病的な解離」と呼ぶことにし、いくつかの例を挙げて解説していきます。その後に、正しい診断基準や他の病気との鑑別について論じた第三章以降へと続きます。

(1) 感覚・運動の変化

解離性障害の多くの人に、さまざまなレベルでの感覚や運動機能の変化や障害がみられます。まず感覚の変化としては、体の一部の感覚の脱失（手足の感覚が麻痺するなど）や視野の狭窄（目で見える範囲が狭くなってしまう）や、聴覚の障害（音、声が聞こえにくくなる、あるいは誰もいないところで声が聞こえる）などがあります。運動の変化としては、不随意運動（体の一部の運動を自分自身でコントロールできなくなる）、けいれん発作、振戦（手足の細かいふるえ）、筋力の低下、脱力、失立失歩（立ったり歩いたりできない）、失声（声そのものが出ない）、構音障害（声は出ても正しい音にならない）などが含まれます。

解離症状のなかでもこれらの身体症状は特に「転換症状」と呼ばれています。これは心の葛藤が体の症状として表れた（転換した）もの、という意味でかなり漠然と使われている言葉です。ただし実際に脳の中でそのような「転換」の現象が起きていることを、誰も見たわけではありません。症状のあり方がそのようなイメージを抱かせる、というだけのことです。

ところでこの転換症状を、解離の一部と見るか、それとは別のものと考えるかについては、診断基準を決めた専門家の間で意見の違いがあります。たとえば精神科の国際的診断基準であるＷＨＯ（世界保健機構）のＩＣＤ-10と、アメリカ精神医学会の診断基準であるＤＳＭ-Ⅳを見比べてみると、そこに明らかな違いとなって表れています。ＩＣＤ-10では転換症状は解離の項目に含まれていますが、ＤＳＭ-Ⅳでは、解離性障害とは異なる「身体表現性障害」と呼ばれる大きなカテゴリーに分類されています。ただし解離の専門家の間では、転換症状は解離の一部として考えるべきだという点で、だいたい一致しているようです。そこで本書でもその方針に従います。（この事情については第三章、および「コラム　解離性障害の理解を深めるために」もご参照ください。）

臨床例

❀ アユミさん　二十代前半　女性　医療関係

アユミさんは現在、解離性障害という診断のもとに精神科で治療を受けています。彼女は思春期ごろから、特にきっかけもなく視野狭窄が起きるようになりました。ちょうどトンネルの中から出口を見ているように視野が狭くなって見えるようになったのです。また喉に塊があるようで飲み込みにくい感じが頻繁に起きるようになりました。大体は急に始まり、二〜三日で終わってしまうという経過をたどりました。そこで眼科や耳鼻科で繰り返し検査してもらいましたが、特に原因は見つかりませんでした。

アユミさんはそれから専門学校を卒業して医療職に就きましたが、職場での責任が重くなり、仕事のストレスが増えるにつれて、さまざまな症状が加わるようになりました。急に口がきけなくなり、それが改善したかと思うと今度は目が見えなくなり、さらには右手が動かなくなるというように、次々と症状が移動していったのです。これらもたいていは二〜三日で終わってしまいますが、大きな仕事と重なってしまうと、うまくこなしていくことが次第に難しくなっていきました。最近では下肢の皮膚感覚がかなり麻痺し、ひどいときには自分の足とは感じられない、ということが起きるようになりました。アユミさんは自分の感覚や行動をコントロールできない状態に耐えられずに余計に情緒不安定となり、二十三歳で精神科を訪れたのでした。

このアユミさんの例にみられるように、解離症状には感覚・運動の多彩な変化があり、症状が体のあちこちに移り変わっていくという現象もしばしばみられます。彼女がそうしたように、患者さんが病院で最初に訪れるのは、それぞれ具体的な症状に対応した専門科（たとえば眼科、耳鼻科、外科など）です。しかしそこでは精査をしても原因が見つからないことから、「不定愁訴」（つまり原因不明だが深刻とは考えられないような訴え）として扱われる場合が多いのです。解離性の感覚・運動の変化は、幼少時から続いている場合は、当人にとって違和感がなくなっていることも少なくありません。あるいはかなり不快な場合でも他人には説明しづらかったりするので、結果的にひとりで心の内に抱え込み、外部からは神経質で秘密主義な人とみられてしまうこともあります。

アユミさんの場合は、まず専門の科において医学的検査により身体の原因が除外された後に、精神科に紹介されました。精神科ではアユミさんの幼少時からの丁寧な問診により、解離性の身体症状の存在が明らかにされ、ようやく解離性障害の診断のもとに治療につながることになったのです。

(2) 現実感の喪失と自傷行為

解離性障害の患者さんの中には、「現実感がわかない」「夢と現実の区別がつきにくい」といった感覚を持つ人が多くいます。現実に起こっている出来事であるにもかかわらず、まるで映画を見ているように感じたり、他人事のような気がして生き生きとした実感がわかなかったりするのです。その結果として「人生が虚しい」と感じる人もいます。

　このような失いがちな現実感を取り戻すための行動として、リストカットその他の自傷行為、過食、抜毛、火傷、極端な体重制限、などがみられることがあります。現実感を取り戻そうと、主に身体感覚に訴える行動をとってしまう人が多いようです。テレビドラマの中でも、正気を取り戻そうと自分の頬をつねるといったシーンがありますが、ちょうどそのような役割なのです。これは記憶や感情よりも、痛みや熱さのような体の感覚の方が現実感を持ちやすいからだと考えられています。たとえばリストカットでは、自分の体を傷つけるという能動的な行為の結果が体に痛みとして感じられることや、目で見て切り傷がわかることが、現実感につながるようです。

臨床例①

❁ カナコさん　二十代前半　女性　アルバイト

カナコさんは度重なる自殺未遂のため、精神科入院となりました。入院中は自殺未遂や自傷行為は特にみられず、大げさな訴えもありませんでした。しかしこちらから尋ねれば、にこやかに、特に抵抗なくこう話します。「なんかボーッとなって、覚えてないんですよ。それで気づいたら切ってるんですよね。一種のストレス解消法ですよ。切るときにあったかい血が流れるのを見ると『ああ生きているんだ』って思えるんです」。カナコさんによれば、リストカットに至る直前のことを考えても、これといったストレスもなく、大きな感情の動きもないといいます。特にきっかけもないままに意識が混濁し、すると自分の中に緊張が高まっていき、そんな時リストカットをすれば落ち着くのだそうです。

カナコさんの入院している閉鎖病棟では、彼女の現病歴を知り、最初は腫れ物に触るような感覚で接していたスタッフも、いつもにこやかで特に問題行動を見せないカナコさんに対して「なんだ、普通のいい子じゃないか」と安心するようになっていきました。カナコさんは他の患者さんとのトラブルもなく、治療にも協力的だったため、当然入院が短期間で終わりました。しかしスタッフの予想に反して、退院後まもなくカナコさんは再び何針も縫うひどいリストカットをしてしまいました。

臨床例②

◎マコトさん　男性　大学一年生

マコトさんは、これまでに自殺未遂があり、数年前から精神科通院を続けています。年齢の割に大人びて礼儀正しく、周囲への気配りが過剰気味のマコトさんは、これまで人に頼られることはあっても頼ったことはないといいます。心理面接では、「なぜだかわからないけど、体がだるい」「朝起きようとするとまったく体が動かない」といった身体的な訴えが多く、そのような不調の原因に心当たりがあるのかたずねても、「あんまり記憶がない」「わからない」とあいまいな答えが返ってきます。しかし「自分のいる世界が現実なのか夢なのかがよくわからない」という訴えはかなり切実です。

マコトさんに毎日の活動記録表をつけてきてもらうと、大きな特徴が発見できました。「いやな出来事」の欄には「学校で友達にひどいことを言われた」「恋人にドタキャンされた」などが書いてありましたが、それらに対応する「感情」の欄には何も記載されていませんでした。それについてたずねると、「詳しい状況をよく覚えていないから」とのことです。そこでさらに調べていくと、心が傷つくはずのそのような出来事からしばらくして、いつもリストカットが行われていることが明らかになったのです。本人にとっては「なぜか知らないけど、ボーッとなって、気づいたら切っていただけ」であり、治療者からいやな出来事とリストカットとの関連性を指摘されても、不思議そうな顔をするばかりでした。リストカットについては「人には隠すべきもの」という理由で、活動記録表にも記入されていませんでした。活動記録表について治療者がたずねるまで、リストカットのことは一切、語られなかったのです。

カナコさんは精神科の閉鎖病棟に入院中は、表面的には何も問題行動がみられませんでした。これはひとつには自傷行為ができないように刃物は没収されていたためです。また入院中は外の人々との交流もなく、それだけストレスも少なかったためとも考えられます。いずれにせよカナコさんの自傷行為は、誰かに気づいてもらって関心を集めることが目的なのではなく、あくまで自分のためだけに行われる「自己完結型」の行動だったと考えられます。心理面接では、カナコさんと一緒に現実感の持てなさを共有し、自傷行為をしたくなった際は「氷を握り締める」などのより安全な行動に置き換えていくよう助言しました。その後少しずつ、身体症状や感情をモニタリングする訓練を導入し、自傷行為がどのような出来事が原因で生じているのかを自覚できるように支援していきました。

マコトさんの場合は、日常に起こるいやな出来事に対して、解離することで自分の不快な感情を感じないようにふるまっていたと考えられます。現にマコトさんはおとなしく手のかからない子どもとして育ち、成長してからも周囲の人に対して自己主張をせずにきたということです。

マコトさんにとって、解離は日常的な適応の手段として根づいている印象でした。いやな出来事が起こると解離してやり過ごしますが、それがあまりに度重なると現実感が失われ、それを取り戻そうとリストカットを始めてしまうのでした。このパターンについての理解をマコトさんと共有してから、治療は進み始めました。

このような患者さんは、起こった出来事に対する感情をあまり早い時期から明確にしすぎると、より症状が悪化したり心理的抵抗を示したりすることが多いようです。まずは毎日の活動、体調などを共有していくところから始めるほうが安全な方法といえます。

自傷行為にはいろいろな種類があり、原因も単純なものから複雑なものまでさまざまですが、一般的に解離によるリストカットは、患者さんが自身を解離状態に導くために行うものと、解離から脱する目的で行われるものの二つが考えられます。マコトさんの場合は両者が当てはまることになります。つまりすべての自傷行為がこれら二つのいずれかに分類できるわけではありません。

リストカットなどの行動化は、周囲からは大きな驚きや悲しみや不可解さ、時には恐怖心をもって受け止められてしまうものです。家族からすれば「あの子は死にたいのだろうか？　どうして親からもらった体に傷をつけるのだろう？」とやるせない気持ちにもなるでしょう。また、腕の切り傷を見て恐ろしくなってしまい、刃物という刃物を家中から隠してしまったり、リストカットについて話題にすることすら避けるようになってしまう場合もあります。つまり家族の接し方が、まるで腫れ物に触るかのようになってしまうのです。

さらには家族は「どうしてあの子はいつもは平静でいるくせに、あんな行動をとるんだろう。本気で死ぬ勇気などないはずなのに」などと、腹立たしい気持ちになることもあるでしょう。医療関係者にとっても、自傷行為がまるで周囲の人の注意を引くために行われているかのように見えることがあります。面接場面で悩みや困っていることについてたずねても、「特に何にも困ってないんですけど、気づいたら手首を切っているんですよねぇ」と、他人事のように語る患者さんに奇異な印象を持つこともあれば、面接の深まらなさに無力さを感じてしまうこともあるからです。このように自傷行為は医療スタッフの側からも十分な理解を得ることが難しい傾向にあるのが現状です。

(3) 健忘

健忘とは、過去の経験の一部または全部を後に思い出せないことを意味します。そのなかでも外傷体験や極度のストレスなどの精神的な要因によって生じるものが解離性健忘と呼ばれ、解離性障害の中核症状のひとつとされています。解離性健忘では、一般的な知識や日常的な習慣は忘れない代わりに、「自分は誰か?」「どこへ行ったか?」「何をしたか?」「その時どう感じたか?」など、自分が関わった出来事（エピソード）について思い出せないという特徴があります。これはいわゆる「エピソード記憶」の喪失という状態ですが、実はその記憶自体は通常の記憶とは違った形で脳のどこかには残されています。

その意味では健忘といっても、「記憶がなくなってしまった」というわけではありません。

健忘が生じるきっかけはさまざまですが、多くの場合、それは想起することが苦痛な出来事や、それを思い起こさせるような事柄を体験することです。すなわち外傷体験が解離性健忘のひきがねとなるのが一般的といえます。解離性健忘は、その人を守ってくれる一面もありますから、単にこれらの外傷記憶が取り戻されれば、問題が解決するというものではありません。

外傷体験には、事故や事件、戦闘、災害のように急激で強烈なものから、虐待やDV、いじめ、強い家族間葛藤などのように精神的苦痛や葛藤が慢性的に繰り返されるものまでが幅広く含まれます。その体験の最中に、感情的に揺さぶられて解離が生じると、その事柄についての記憶が通常とは異なる仕方で脳内に定着します。そうなると後から思い出そうとしても、その前後の記憶のようにはよみがえってきません。その場合、何のきっかけもなく、ふとそのエピソードがよみがえったり、催眠状態で思い出したり、あるいはそのエピソードの断片のみが想起されたり、などさまざまな形で想起されます。しかし極めて深刻な外傷体験の場合、そのエピソードの記憶が生涯にわたってよみがえらないということもありえます。

解離性健忘の対象となるのは、必ずしも外傷体験だけではありません。解離性障害の人が精神的な葛藤状況において解離を起こしやすくなっているときには、日常の中でも解離が生じ、その時々の自分の行動や発言について忘れてしまうこともあります。解離性同一性障害の場合にも、別の人格に交代しているときの言動や体験を、主人格に戻ったときに忘れていることがよくあります。交代人格として行動している間の記憶がなければ、忘れている時間帯や内容も多くなります。患者さんにとっては、多くの記憶がすっぽり抜け落ちているような状態です。どちらの場合も、約束を忘れたり、物を失くしたり、事実と異なることを口にしたりするため、周りの人から嘘や不真面目などと誤解されてしまうことも少なくありません。患者さん本人も自分自身に対して不安になることが多いのです。

解離性健忘は、おそらく深刻な解離性障害にはことごとく起きているといえるでしょう。解離性健忘には、解離性同一性障害における人格交代や、ＰＴＳＤに伴う回避の心性などが関連している場合もあり、また記憶の空白による不安から抑うつ症状を示すこともあります。したがって、医師や臨床心理士らによる適切な治療が必要です。安全で信頼できる関係性のなかで健忘の背景にある要因への理解が進むことで、記憶が回復してくることもあるのです。

叱られたことを忘れてしまう臨床例

❀カズトくん　五歳　男児

カズトくんは、父親が母親にひどい暴力をふるう家庭で育ちました。カズトくん自身も、父親から言葉と力の暴力を受け、「十メートル」も投げ飛ばされたり、スーツケースに入れられてグルグル回されたりしたことがありました。そんな時でも、カズトくんは恫喝されて泣くことを禁じられていました。このような状況にあったため、母親は父親を怒らせないようにカズトくんを厳しくしつけるしかありませんでした。

カズトくんが四歳の時、母子で父親のもとから避難し、新たな生活を始めることになりました。母子での生活は、緊張と恐怖から離れて安全ではあったものの、夫から受けたDVによるPTSD症状が表れ、心身ともに不安定な状態にあった母親は、カズトくんを過剰に厳しく叱るようになりました。延々と怒鳴り続けられ、叩かれ、言葉で問い詰められているうちに、カズトくんの視線は落ち着かずに泳ぐようになっていきました。母親は「この子は私の言うことを聞いていないのか」と憤り、なおのこと厳しく叱り続けました。その最中に「なんで怒られているかわかっているの？」と問いかけると返事をするのに、あとで聞くとカズトくんはそのことをまったく覚えていないようでした。そんなカズトくんの様子に不安を覚えた母親から、心理士に相談がありました。心理士は解離が生じている可能性を伝え、十分な説明のもとに母親に対応を変えてもらったところ、こうした出来事を忘れることはなくなっていきました。

この症例では、カズトくんは怒られている間に解離を起こしている可能性があります。それに気づかない母親の誤解によって、カズトくんはいっそうひどく怒られてしまい、その苦痛から逃れるためにさらに解離状態に陥るという悪循環が生じていたようです。叱られた後にカズトくんは解離状態から脱していますが、怒られたこと自体を忘れてしまっており、ここでの現象は解離性の健忘であるといえます。

解離性（同一性）障害が疑われた健忘の臨床例

❀マイカさん　二十代前半　女性　事務職

マイカさんの家庭は両親とも高学歴です。とくに教育熱心な母親は一人娘のマイカさんに幼少期から大きな期待をかけていました。マイカさん自身も高い学歴を身につけましたが、就職活動を始めたころから激しい頭痛と吐き気、抑うつなどの症状が生じ、就職活動を続けられなくなりました。マイカさんはさまざまな医療機関を訪れましたが身体的な異常は発見されず、最終的に精神科に通院することになりました。

マイカさんには明らかな外傷体験はなく、「これまで両親に反抗したことも、逆らったこともない」「両親の決めた通りに、頑張ってきた」と話しました。通院を開始後しばらくして夜中にリストカットをしてしまい、翌日に緊急受診することがありました。しかしリストカットしたことは覚えておらず、「目が覚めたら血が流れていてびっくりした」と言いました。そして翌週また同じようなことが起こりました。そこで治療者が日常生活の様子についてたずねると、「そういえば、ゲームの続きをやろうとすると、知らないうちに進んでいて変だと思うことがある」「体によく覚えのないアザがある」「メールをした記憶のない友達から返信がきて不思議だった」「物がよくなくなる」といったことが報告され、解離性の健忘が疑われるようになりました。

その後精神科では解離性同一性障害は否定されましたが、しばらくは自宅療養が必要と判断されました。

解離性（同一性）障害にみられる健忘の臨床例

◎キイナさん　四十代後半　女性

キイナさんは子どものころ、叔父から性的虐待を受け、父や継母からも心身への虐待を受けていました。成人後は資格を取って働き、結婚して二児を出産し、子どもを育ててきました。その間に夫からのＤＶがあり、うつ症状も生じ、最終的に夫から追い出されるように子どもを連れて避難しました。避難先で、キイナさんにはさまざまな症状が表れました。まず男性の姿の幻覚が見えるようになり、その後はその男性から殴られる恐怖で三歳の人格に交代するようになったのです。この人格はキイちゃんと名乗り、「パパに殴られた」「産んでくれたママに会いたい」と泣き叫び、叔父から受けた性的虐待の様子を主治医に話すこともありました。主人格に戻った後には、いつもキイちゃんの時の言動は覚えていませんでした。現在キイナさんは主治医から「解離性同一性障害」の診断を受け、治療を続けています。

マイカさんは幼少時に特に顕著な外傷体験はなく、交代人格などの形成もみられませんでしたが、しばしば健忘を体験しています。

それに比べてキイナさんは、子どものころからさまざまな虐待を体験してきています。成人後は仕事をして、結婚、出産、子育てと日々をがんばって暮らしてきたのですが、夫から暴力を受け、いっそう心身への傷を深めてしまいます。キイナさんによると、このころにもうつに加えて離人感などの症状も出ていたそうです。その状況からようやく脱して安全な場に身を置き、緊張が解けてまもなく、さまざまな解離症状が出現しました。男性の幻視や子どもの人格の出現などです。三歳の人格のキイちゃんは当時の気持ちを語りますが、主人格である大人のキイナさんに戻ったときは、その間の記憶はありませんでした。

（4）自動症

「自動症」とは、体や心が本人の意志とは別に、あたかもロボットが操られるように「自動的に」動かされるという体験です。「自動症」はてんかんの症状を説明する際にも用いられる用語ですが、解離性障害における「自動症」はそれとはかなり異なるものです。臨床像としてはむしろ、統合失調症の被影響体験（作為体験、させられ体験）と類似の概念であることを、まずご理解ください。

解離における「自動症」についての歴史を少し説明します。フランスのピエール・ジャネは、一八八九年に『心理自動症』という本を書き、その中で詳しく解離の病理について説明しました。それによると人間には深刻な外傷を体験した際、その記憶が感覚や知覚や感情とともにひとりでに（自動的に）再演される傾向がある点に注目し、それを自動症と呼びました。それから百年後に、解離の専門家リチャード・クラフトは、解離性同一性障害においてｒさせられ体験」が特徴的にみられると指摘しました。「させられ体験」とは、自分の体が自分の意思とは関係なくひとりでに動かされると感じる現象です。それまで「させられ体験」は統合失調症の特徴とされていましたが、それがむしろ解離の病理に多くみられるという主張は、その当時の精神医学の世界では大きな議論を呼びました。しかしこの「させられ体験」は事実上ジャネの論じた「自動症」と非常に近いものだという認識が生まれたのです。

臨床例

◎ レイナさん　二十代前半　女性　事務職

レイナさんは、小さいころから不思議なまぼろしが見え、誰もいないのに声が聞こえることがあり、一風変わった子どもと見られていました。小学校時代にはコックリさんが流行り、レイナさんが参加するとコインがとてもよく動くことがありました。思春期ごろから頭痛やめまいなどの症状に悩まされており、複雑な家庭環境を心配した大人が近くの精神科の受診をすすめました。しかしそこでは自律神経失調症と言われ、軽い抗不安薬を出されただけでした。

レイナさんは、文学が好きで小説を読み、自分でもよく日記を書いていたのですが、高校生になり対人関係に悩むことが増えたころから、さあ何を書こうかと日記を開き右手に鉛筆を持つと、自分の手が勝手に動き出してさらさらと文字をつづりはじめる、という現象が起きました。このようなときに右手は自らの意思があるかのように動き、レイナさんが止めることはできないのでした。そんなことが続いてとても怖くなり、再び精神科を受診したところ解離性障害と判断され、レイナさんは自動症（自動書記）であることが明らかとなったのです。

自動症の症状には、「コックリさん」やレイナさんにみられるような自動書記、あるいは体の一部や手足が自身でコントロールできずに生じる不随意な動きが、その例として挙げられます。左手が刃物を持って右手を切るのを止められず呆然と見ている、という場合もあります。解離性障害の患者さんの自傷行為がこうした被影響体験（作為体験）により生じることはしばしばあります。

前述したように統合失調症には解離性障害と類似の症状が多く、作為体験もそのひとつですが、解離性障害には思考伝播（思考が他の人に伝わること）や思考化声（自分の考えが声として聞こえてくること）、妄想知覚（知覚したことに妄想的な意味づけをしてしまうこと）といった体験はほとんど生じないため、精神科受診によりきちんと診断を受ければ鑑別してもらえるでしょう。

(5) 解離性の幻覚（幻視・幻聴）

解離性障害の患者さんの多くから、さまざまな幻視や幻聴の訴えが聞かれます。その意味では前述の自動症と同様、統合失調症の症状と重なる部分といえます。これらの症状のために統合失調症と誤診され、不適切な薬物療法が長期にわたって続くなど、問題が起きることもあります。解離性障害でもそのような精神病様の症状があることが知られるようになったのは最近のことです。

解離性の幻覚には主に幻視や幻聴、幻触があります。特に幻聴は統合失調症との鑑別が難しい症状です。第四章でも統合失調症との鑑別について考えていきますので、参照してください。

柴山(8、10)の解離性障害四十三例による検討では、八八％に幻聴がみられ、その内容は命令や死の促し、中傷が多かったとのことです。このように解離性障害でも声が聞こえるといった幻聴はみられます。また聴覚が過敏になったり、誰もいないのに自分の名前を呼ぶ声が聞こえたり、音楽が流れていないのに音楽が聞こえてきたり、また鈴の音のような要素性(注1)の音が聞こえるなどの症状は、以前は統合失調症の初期に多いとされ、その早期発見に有用とされていました。しかし実際には、それらの症状は解離性障害の患者でより高頻度にみられたと柴山は指摘しています。また対話性の幻聴も、いわゆる「シュナイダーの一級症状(注2)」に含まれるほど統合失調症に特徴的と考えられていますが、実は解離性同一性障害でもよくみられます。

（注1）機械的で特に意味を持たないような音。

（注2）シュナイダーの一級症状とは、統合失調症を特徴づけるいくつかの症状として、クルト・シュナイダーという精神医学者がまとめたものです。対話性の幻聴のほかに、自分の行動を解説する幻聴、自分の考えが声になってしまう思考化声という症状など、合計十一の症状が挙げられます。

統合失調症と解離性障害の幻聴の違いは、以下のように考えられています。まずどこから声が聞こえるかですが、統合失調症では頭の外から侵入的に幻聴が聞こえ頭の内部から声が聞こえる場合でも、「誰かが小さな機械を頭の中に埋め込んだため、そこから声が聞こえる」などと訴えます。頭の中と外がつながった感覚を訴え、内部と外部の構造性は失われています。一方、解離性障害では、幻聴は頭の内部から聞こえることが多く、また頭の外から聞こえる幻聴でも近くに誰かがいる気配を感じ（このような症状を実体的意識性、または気配過敏症状といいます）、そこから声が聞こえるという訴えが多く聞かれます。

このように解離性障害では内部と外部の構造は保たれており、頭の内部に聞こえる言葉が外部から侵入されているという違和感はありません。また幻聴の内容も統合失調症と解離性障害では違いがみられます。統合失調症では、幻聴の内容は不明瞭であることが多いにもかかわらず、おおむね敵対的で、しかもその内容の信憑性については確信に至ります。

一方で解離性障害では、幻聴の内容は自分の思考に沿うものから、それに反するものまでさまざまです。また幻聴が聞こえてくる時期については、統合失調症では発症してから幻聴が聞こえるのに対し、解離性障害では子どものころから聞こえるといった違いがあります。

幻聴のほかにも解離性障害では多彩な幻視がみられます。人の形をした影が視野の隅にいるのが見えたり、黒い影のようなものがさっと動くのを感じたりと、錯覚のような訴えがあります。またはっきりとした人間や動物の姿が見えることもあります。交代人格と交流する際に、その人格の様子をきわめて詳細に語る場合もあります。

解離性の幻視にはそれ以外にもさまざまなものがあります。天使、悪魔、小人、霊、空想上の動物などが見えることもあれば、髪の毛や手や目玉といった体の一部だけが宙に浮いていたり、それらがこちらを見張っていたり、追いかけてきたりするようなものもあります。見え方は人によって異なりますが、かなり明確な場合もあり、こちらが話しかければ返事をしてくる幻視もあります。患者さんがそれらに恐怖感を感じていることもあれば、秘密の友人として交流していることもあります。

次にいくつかの具体例を、患者さん自身の言葉を引用しつつ見ていきましょう。

事例①

❀ オリエさん　女性　短大一年生

オリエさん自身の言葉です。

「男性の頭部だけが浮いていて、じっとこちらを見ている。誰の頭部なのかわからない。その顔はいつもこちらを睨んでいて、怒っている感じ。気づくといつも視野の中にあり、背後にあることはない。遠くのことも近くのこともある。間近でこちらを見ている感じだと怖い。夜中に目が覚めたときには目の前に大きくあったりして、これもかなり怖い。毎晩睡眠は三、四時間程度の浅い眠りで、音がするとすぐに目が覚める。目を開けると幻覚（頭部）が見える。びっくりして目をつぶってまた開けると、まだいる。最も調子が悪かったころ、夜中に目が覚めたときに、男性の低い唸り声が聞こえた。最初は本当に声がしていると思い部屋のあちこちを探したが、何もなく、幻聴だと思った」

オリエさんの例では、男性の頭部の幻視や男性の声の幻聴を認めます。特にその幻視自体に見られているという感覚が伴っています。このように解離性障害の人は、誰かに見られているとか誰かが後ろにいると訴えることが非常に多いといわれます。統合失調症の場合にも、人に見られているという感覚を伴うことは多いのですが、解離性障害の場合は、そこに被害念慮を伴わないものの、それだけなまなましく感じられているようです。

事例②

❁ユカリさん　女子　高校二年生

ユカリさん自身の言葉です。

「宿題をやろうとすると『そんなのできないよ、無理だよ』とけなす声が聞こえたり、『ご飯を食べるのは無理だよ』と言われたりする。こうした声は頭の中から聞こえてくる」

事例③

❀ シイラさん　女性　大学一年生

中学生ごろより、後ろに人の気配を感じたり、髪の毛を引っ張られたり、肩をたたかれたりするような感覚がありました。また、「ここを開けてくれ」といった声が聞こえて窓を開けると誰もいなかったり、うめき声が聞こえたりしたこともありました。透けている人が見えたり階段をかけのぼってくる音が聞こえたりすることもありました。夜に家の外から人の形をした影が近づいてくるのが見えることもありました。うつぶせに寝ていたら足で踏んづけられる感覚もありました。でも周りを見てもいつも誰もいません。また別の日には寝ていたら飼い猫の鈴の音が聞こえ、フーフーと背中に息を吹きかける感覚がありました。もちろん起きて周りを見ても猫はいません。

ユカリさんの場合は、声が頭の中で響き、声の内容も自分の思考とつながっています。

またこのような声が聞こえるからといって特に困っている様子はありませんでした。それらは解離性の幻聴の特徴と考えることができますが、この訴えだけで統合失調症の幻聴と明確に区別できるかは疑問でしょう。ユカリさんには統合失調症に特有の陰性症状（感情の動きに乏しく、社会的に孤立する傾向）がみられなかったことが、診断の決め手となりました。

シイラさんの例では、人の声や姿の幻聴や幻視がみられるほか、髪を引っ張られる、肩をたたかれる、背中を踏まれたり息を吹きかけられたりといった幻触がみられました。また後ろに誰かがいるといった気配を感じるなど、非常に多彩な解離性幻覚を認めた例でした。

最後に激しい幻覚症状をきたした事例を見ていきましょう。この事例は軽い交通外傷の体験がある患者さんです。

事例④

サユキさん　女子　中学一年生

サユキさんはある日、中学校で友達から気に障ることを言われました。それから小学校の時にあったいじめの思い出が頭の中をぐるぐるめぐるようになり、午後の授業にほとんど集中できませんでした。放課後部活の時間に準備をしているときに、急に目の前が真っ暗になり、わけのわからない黒い壁のようなものが見え、いろいろな人の「こっちにおいでよ」と呼ぶ声が聞こえました。その声に誘われるようにベランダに行くと、「死んじゃえばいい」という声がして、サユキさんは思わず飛び降りようとしました。それから先のことは覚えていませんでした。実際には、周りにいた人が飛び降りようとする彼女を引きずりおろし、先輩たちが話を聞いてくれました。その時の彼女の様子は、鋭い目つきで周囲を睨みつけ、汗びっしょりで呼吸も荒かったのです。一時間ほど続いた激しい興奮状態を、本人はまったく覚えていませんでした。数日してふたたび確認したところ、やはり記憶は戻っていませんでした。

これは突然生じた激しい解離症状です。先に挙げた別の例とは症状も大分異なります。この例では交通外傷があるので器質的疾患も考えなければいけませんが、ＣＴや脳波の検査では異常がみられませんでした。この激しい症状を伴ったエピソードは一度きりですが、その後は普段の生活で記憶が途切れるなど解離症状を時折認めています。

この事例では黒い壁が見えるといった幻視や「こっちへおいでよ」「死んじゃえばいい」という幻聴も認められます。幻聴のいうとおりに行動している点は統合失調症の幻聴にも似ていますが、興奮状態が収まった後はそのことを覚えていません。一時的に激しい解離状態にあったものと理解できます。

この事例が示すように、解離によって激しい幻覚体験や狂躁状態が起こることもあります。たとえばコックリさんなど、いわゆるオカルトゲームの影響で、幽霊の幻視がみられたり憑依状態に陥ったりすることも、しばしばあることなのです。

最後に幼少時や思春期の外傷体験が関連したものを二例示しましょう。

事例⑤

❀ミユキさん　二十代前半　女性　栄養士

ミユキさんは思春期に学校で激しいいじめを経験しています。彼女は二十歳を過ぎたころに恋愛によるストレスを機に落ち込み、強い不眠、頭痛、胃痛などがみられるようになりました。しかし時間が経てば治るだろうと思い、当時始めて間もなかった栄養士の仕事に打ち込んでいたところ、次第に幻視、幻聴、リストカットなどの症状が表れました。その後恋人とは別れ、精神科を訪れたときにはだいぶ落ち着いていたものの、強い不眠と幻視に加え、眠気や空腹感などの生理的感覚が失われる症状もみられました。問診と身体の検査を経て、解離性障害と診断されました。

ミユキさんの幻視は、見覚えのない男性の頭部だけが浮いていて、じっとこちらを見ているというもので、大きさや位置や距離などはそのつど違うものの、いつも同じ顔でした。そのうち夜中に目が覚めると女性の低いうなり声が聞こえる、ということが起きるようになりました。ミユキさんはそれに強い恐怖感を覚えると同時に、本当に誰かがいると思い部屋のあちこちを探しましたが何も見当たりませんでした。こうしてミユキさんはそれが幻覚体験であることを理解するようになりました。

事例⑥

❀ エリカさん　二十代前半　女性　美容関係

エリカさんは十代後半のころ、解離性障害の友人と交流した時期がありました。その友人が自殺企図を繰り返すのを見ているうちに、自分自身が小さいころに虐待された記憶が蘇ってパニックとなりました。その友人とは距離を置くことでいったん症状は軽減しましたが、その後も頭痛、抑うつ気分、対人恐怖などの症状が続き、「自分に何が起きているかを知りたい」と考え、相談機関を訪れました。エリカさんは霊的な存在は信じていませんでしたが、特にパニックの際は現実ではない人やモノが見えることがありました。ビルの上に馬が浮いており、自宅の廊下の角を曲がると知らないサラリーマンと出くわし「あ、失礼」と言われ、風呂場を開けたら火の玉が笑っていて、見なかったことにしてドアを閉めたこともありました。「一緒にいる人には見えないようだし、それが現実のものでないことはわかっているけれど、その体験をどう捉えたらいいのか自分の中で混乱している」と、エリカさんは治療者に話しました。

この二例（ミユキさんとエリカさん）のように、幼少時や思春期にいじめなどの外傷体験があると、後の失恋や事故、大切な人の死による悲哀体験などをきっかけとして、解離性障害が引き起こされることがあります。ミユキさんの幻聴は頭の中から聞こえており、外からの音源とは知覚されず、幻視も幻聴も比較的はっきりとしたものであることが特徴的でした。解離性の幻覚はフラッシュバックを伴うこともあり、その際はエリカさんのように幻視が主である場合が少なくありません。この二人の場合、医療機関や相談機関で丁寧に症状を聞き取ったところ被害妄想や思考障害などはみられず、抑うつ感や不安は抗うつ薬で軽減し、仕事も問題なく続けられていることなどから、統合失調症ではなく解離性の幻視・幻聴であると判断されました。

まとめ

　本章では病的な解離に認められる主な症状について説明しました。これらの症状は単独で認められることもありますが、多くはさまざまに組み合わさって患者さんに表れます。つまり、解離性障害とはそれだけ複雑で、多彩であるといえます。五つの症状について簡単に振り返っておきましょう。

　まず、解離性障害にみられる症状のひとつに神経疾患や他の一般身体疾患では説明することのできない感覚・運動の変化があります。症状が表れる部位が移り変わっていくことも多く、本人の苦痛に反して周囲からは軽く扱われてしまうことが少なくありません。現実感の喪失も解離性障害の基本的症状です。自我意識や身体、外界に対して現実感が失われた状態のことをいいますが、これに伴い自傷行為や自殺企図が認められることもあるため注意が必要です。健忘も解離の中核的な症状といってよいでしょう。解離における健忘では、日常的動作や習慣に関わる記憶が失われることはなく、もっぱら個人的体験についての記憶を喪失することが特徴です。自動症は自らの意思では制御することのできない行動や精神現象が生じる現象で、統合失調症の作為体験に類似した概念です。幻覚も解離性障害にしばしば認められます。統合失調症で認められる幻覚と違って、被害妄想的な内容はあったとしても、それには限定されないさまざまな内容を含む点が特徴です。時には自分を脅かす内容であったり、助けてくれるような肯定的なものであったりしますが、患者さんにとっては他人事だったり単なる雑音にしか聞こえないという場合もあります（さらに詳しくは第四章の表4-1をご参照ください）。

以上が病的な解離に認められる主な症状です。注意すべき点は、これらの症状のすべてが、患者さんから常に自発的に報告されるわけではないということです。本来なら苦痛を伴うはずの症状でも長期にわたって持続的に体験してきたために本人にとっては違和感がなくなっている場合があり、またより大きい苦痛を回避するような適応的な側面を持つために語られない場合もあります。そのために解離性障害が疑われるときには経過を追った丁寧な聴取を重ねていくことが重要です。このことは、他の疾患との鑑別をしっかり行うということにもつながります。鑑別については、第四章であらためて説明しましょう。

コラム

治療用語ガイド

このコラムでは、本書に出てくる医療関連のいくつかの用語について解説します。

患者さんを取り巻くスタッフにはさまざまな職種があり、また治療を行う施設もいろいろです。病院には医師や、看護師、受付スタッフがいますが、ごく小さな機関では、医師ひとりがすべてをまかなっていることもあります。本書にはたびたびカウンセリングや入院という言葉が出てきますが、治療スタッフや治療施設のしくみはどうなっているのだろうと思われた方もいるかもしれません。

精神科医療機関

保険診療を受けることができます。つまり患者さんは保険証を提出することで、実際の医療費や薬代のうち定められた割合分を支払うことになります。外来診療は予約制のところが多いため、初診の際には電話予約が必要です。病床数により以下の二つに大別されます。

病院…病床数二十以上の入院施設（病棟）をもつものを指します。単科の精神科病院と総合病院があります。下記に挙げる診療所と比較してより大規模であり、入院設備や関連機関が充実しています。特定承認保険医療機関（大学病院などの大病院）の場合、特定療養費が適用されるため、受診には紹介状を必要とする病院が多く、初診料が高くなることもあります。事前に電話で確認するとよいでしょう。

ただし総合病院に必ずしも精神科や心療内科が設置されているわけではありません。あらかじめ電話やインターネットのホームページなどで調べておく必要があります。完全予約制をとっているところも少なくありません。また、大切なことですが、精神科の外来があるからといって、入院の対応も可能とは限りません。総合病院では精神科の入院施設を備えていないほうが多いのです。

診療所（クリニック、医院）…無床もしくは十九床以下の、より小規模なものを指します。

通院治療では十分な薬物調整が困難であり、患者さん本人や身近な人の安全確保が難しく、入院治療の必要性があると判断された場合は、他の病院に紹介し治療の場をそちらに移すこともあります。

スタッフ

医師の主な役割として、診断、薬物処方、治療チームの構成と指揮、身体面での健康管理があります。医師は生活全般への指導をしてくれたり、相談にのってくれたりもしますが、医師の判断により、必要に応じて他の専門スタッフや専門機関との連携も行われます。

以下に**コ・メディカル**（医師・看護師以外の医療従事者を意味する和製英語。英語ではparamedical）スタッフについてご紹介します。

カウンセラー…医師の診察とは別に、専門的な知識や技術に基づく対話を中心とした治療法が行われることがあり、「カウンセリング」「心理面接」「心理療法」「精神療法」などと呼ばれます。担当するのは臨床心理士が多く、医師、看護師、精神保健福祉士などの場合もあります。現行の保険診療制度では保険適用の条件が厳しく、実施している医療機関は限られています。そのため、外部の相談機関へ紹介されることがあります。

ソーシャルワーカー…治療に伴い、生活環境の調整や家族への対応などが必要な場合には、主治医やカウンセラーだけでなく、ケースワーク専門の担当者が入ることもあります。社会福祉士、精神保健福祉士などが、それに当たります。社会福祉士（certified social worker）は福祉の専門家であり、精神保健福祉士（psychiatric social worker：ＰＳＷ）は、精神障害者の保健および福祉に関する専門家です。呼称は統一されているわけではなく「医療ソーシャルワーカー（medical social worker：ＭＳＷ）」「医療相談員」「ワーカーさん」など、その機関により異なる名称で呼ばれることもあるようです。

以上が医療機関で患者さんと直接関わることの多いスタッフですが、場合によっては薬剤師、栄養士、作業療法士（occupational therapist：OT）などが治療に参加することもあります。
ごく簡単に紹介しましたが、専門機関によっては名称が異なることもあります。要望があればスタッフに伝え、わからないことは気軽に問い合わせてみてください。

（M・I）

電話相談①

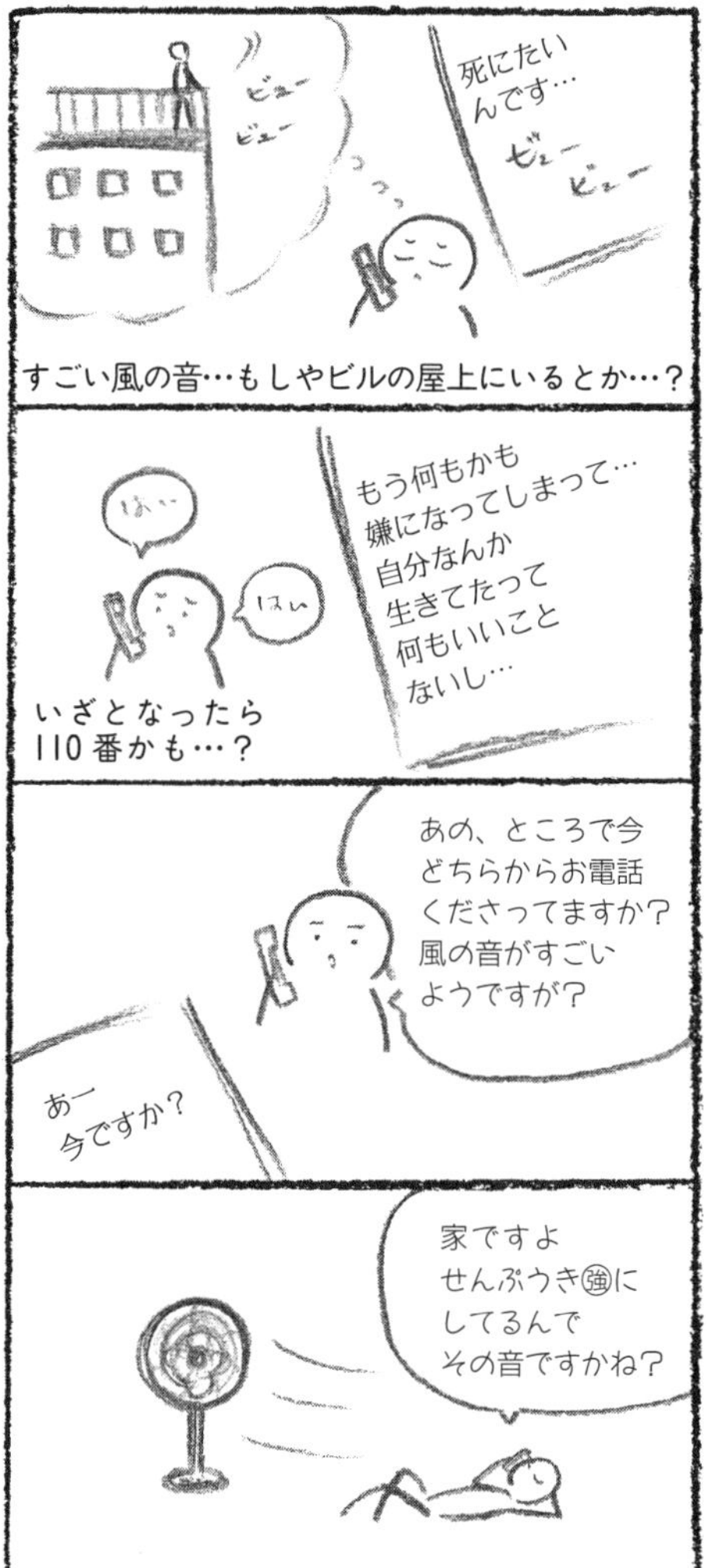
ビュー
ビュー
死にたいんです…
ビュー
ビュー
すごい風の音…もしやビルの屋上にいるとか…？
もう何もかも嫌になってしまって…自分なんか生きてたって何もいいことないし…
はい
はい
いざとなったら110番かも…？
あの、ところで今どちらからお電話くださってますか？風の音がすごいようですが？
あー今ですか？
家ですよせんぷうき㊥にしてるんでその音ですかね？

電話相談②

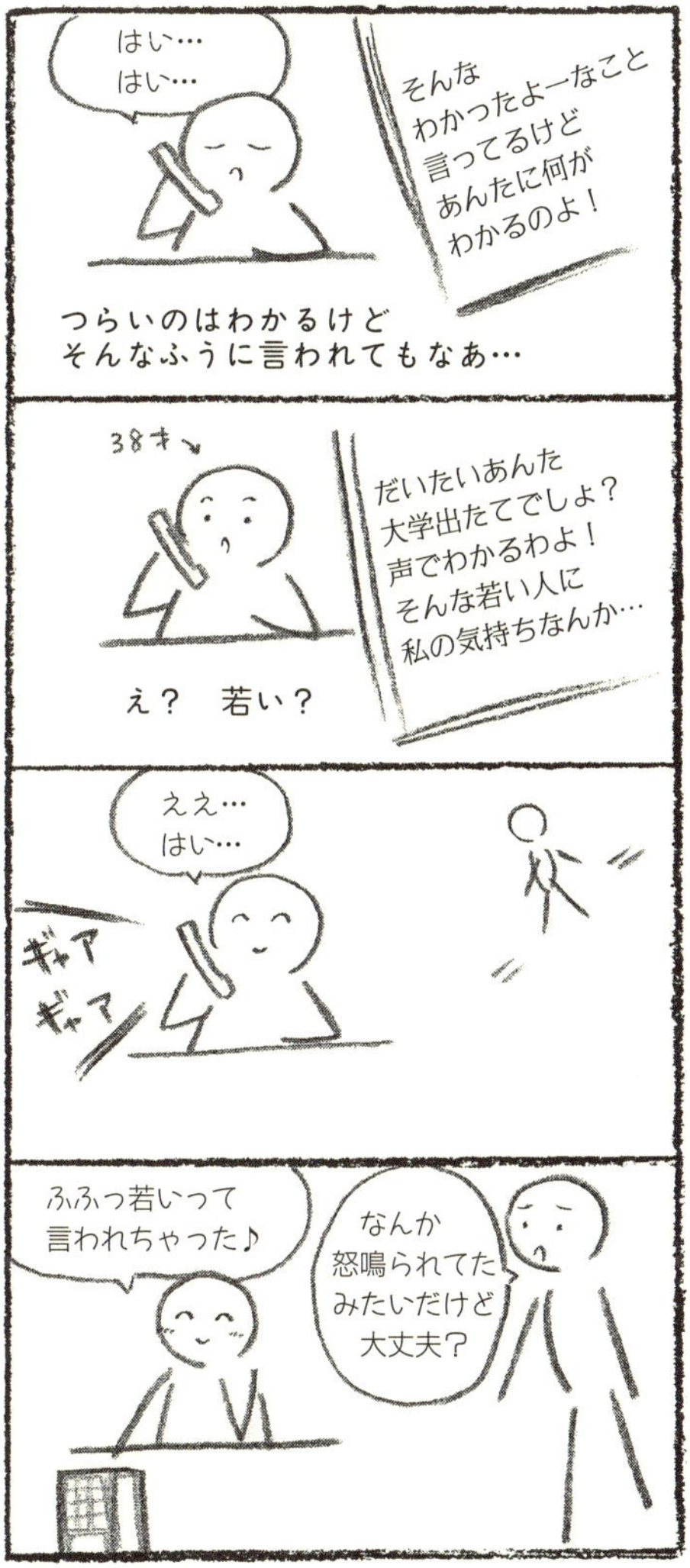
はい…
はい…
そんな
わかったよーなこと
言ってるけど
あんたに何が
わかるのよ！
つらいのはわかるけど
そんなふうに言われてもなあ…
38才
だいたいあんた
大学出たてでしょ？
声でわかるわよ！
そんな若い人に
私の気持ちなんか…
え？　若い？
ええ…
はい…
ギャア
ギャア
ふふっ若いって
言われちゃった♪
なんか
怒鳴られてた
みたいだけど
大丈夫？

電話相談③

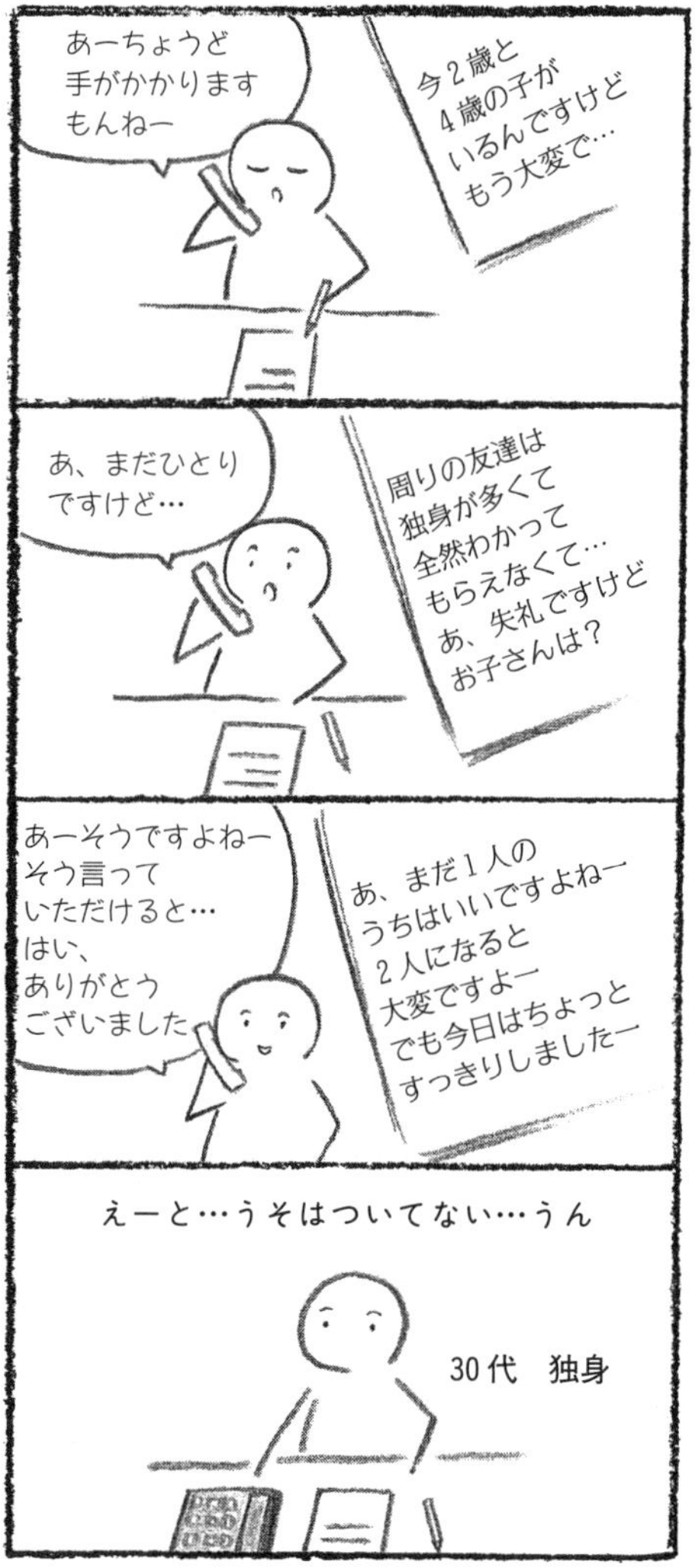
今２歳と
４歳の子が
いるんですけど
もう大変で…
あーちょうど
手がかかります
もんねー
周りの友達は
独身が多くて
全然わかって
もらえなくて…
あ、失礼ですけど
お子さんは？
あ、まだひとり
ですけど…
あ、まだ１人の
うちはいいですよねー
２人になると
大変ですよー
でも今日はちょっと
すっきりしましたー
あーそうですよねー
そう言って
いただけると…
はい、
ありがとう
ございました
えーと…うそはついてない…うん
30代　独身

第三章　各種の解離性障害について解説する

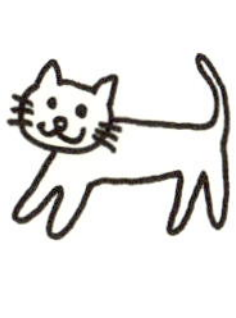

（1）ＤＳＭ、ＩＣＤの解離の定義について

ここでは、これまでにもすでに論じられてきた解離をめぐるさまざまな概念や診断について、さらに詳しく述べます。

診断基準とは

世界的に広く用いられている精神科疾患の診断基準としては、ＤＳＭやＩＣＤがあります。

ＤＳＭ（Diagnostic and Statistical Manual of Mental Disorders, 精神科診断統計マニュアル）は、アメリカ精神医学会によって作られたものです。一九五〇年代に初版が出た後、何度か改訂が繰り返され、現在は、第四版のテキスト改訂版[3]（ＤＳＭ-Ⅳ-ＴＲ）が最新であり、二〇一三年には第五版（ＤＳＭ-Ｖ）が発表される予定です。

ＩＣＤ（International Classification of Diseases：国際疾病分類）は、世界保健機構（ＷＨＯ）によって作成された分類です。現在は、ＩＣＤ-10[14]（第十回改訂版）が最新のものとして用いられています。ＩＣＤ-10は、精神疾患だけでなく、あらゆる疾患を分類しています。そのうちの第五章が、「精神および行動の障害」の分類になっています。なおＩＣＤの次の改訂版（ＩＣＤ-11）は二〇一四年に発行が予定されています。

そもそもこのような診断基準が定められたのは、病気を名づける際に、みなが共通して用いることができるような決まりを設けるためでした。たとえばある人の具合が悪くなり、ある病院で診てもらったところAという診断名を告げられ、また別の病院ではA′という診断名を告げられたとしたらどうでしょうか？　「私はいったいどんな病気なのだろうか？　AとA′は結局同じものだろうか、それともまったく異なるものだろうか？」と困惑するでしょう。もしAもA′も含んだ診断基準が存在し、そこで両者の区別も明確になされている場合には、その人の混乱はかなり軽減するはずです。

ただし診断自体はきわめてあいまいな部分を含んでいます。Aという病気を典型的な形で持っている人は案外少ないものです。むしろAという診断をつけた人は、「あなたの病気は、A、B、Cなどいくつかの可能性がありますが、Aという病気に一番近いようです」ということを伝えたいという場合が多いのです。言葉は悪いですが、一種のラベル貼り、といったニュアンスもあります。

ところがAという診断名がついた途端に、それは独り歩きを始める危険性があります。それは「BでもCでもないAである」というふうに理解され、治療者や患者さん本人、周囲の人までもが、その診断によってあたかも患者さんのすべてを理解したかのような錯覚に陥る可能性があります。診断を扱う際には、常にこの点に気をつけなければなりません。

では診断をつけることにはどのような積極的な意味があるのでしょうか？　まず精神科医療の専門家同士が、「Aという診断名の患者さんにはXのような治療法が有効らしい」と意見交換する際に、統一された診断基準があることでそれが可能になります。また患者さんもその診断名をもとに、自分の状態に関する知識や情報を集めることができます。

ですから、診断というラベルを貼る作業にはやはり意味があるのです。少なくとも「長年の臨床経験による勘」に頼り、主観的で限られた人にしか用いられないような診断名が乱立するよりは、治療者の経験の差や価値観や文化的背景などを超えて客観的なものを作成するというニーズが世界中に高まってきたのが、一九六〇～七〇年代だったということができます。

伝統的な診断基準と新しい診断基準

そのようなニーズが生まれるなか、一九八〇年にDSM-Ⅲ[1]、一九九〇年にICD-10が作成されたのです。これらの診断基準の大きな特徴は、従来伝統的であった「内因性か外因性か」という考え方が大きく見直されたことでした。「内因性か外因性か」という分類は、病気の原因が脳の内側にあるのか、外側の外的な部分にあるのか、という観点によるものです。ここでは、診断名ごとに記載されている記述にどのくらいあてはまるかを、現在の患者さんの状態を問診しながらチェックしていく方法がとられます。これは操作主義と呼ばれるもので、医師以外の職種の人たちにも、診断のプロセスや内容がよくわかるようになり、治療のための情報共有がスムーズに行えるようになりました。しかしこれにより、ひとつ困ったことが起きました。これまでの精神疾患の分類をかなり大幅に書き換える必要が出てきたのです。

すでに述べたように、精神医学の世界では伝統的に「病因論」と呼ばれる診断方法がとられてきました。体のホルモンバランスが崩れたことによる病気、アルコールの摂取による病気、生死にかかわるような非常につらい出来事がきっかけで起こる病気といった具合に、病気の原因に基づいた分類を行って診断する方法です。この病因論の考え方でいけば、解離性障害は「心因性」の病気として分類されていました。つまり、脳や神経に病変があるからではなく、心理的な苦痛や葛藤が原因となって生じる病気であるとされていたのです。

ただし解離性障害という名前は最近になってつけられたものであり、古代ギリシャの時代からヒステリーと呼ばれてきました。そしてその原因も女性の性的な欲求不満により生じるという説が、以下に述べるシャルコーの時代までまことしやかに信じられていました。

一八七〇年代になってフランスのシャルコーが初めてヒステリーを医学的に観察、分類しました。彼はヒステリーを主としてけいれん発作、失声、失歩などの身体症状として捉え、その治療に催眠の一種が有効であることに注目しました。さらにブロイアーは有名なアンナ・Oの治療を通して、催眠によるカタルシス法という治療法を生み出しました。ブロイアーとフロイトは、「患者が耐えがたい観念を抑圧することで、観念に付随していた情動エネルギーが身体症状に『転換』され、ヒステリー症状として表れる」というプロセスを提案しました。こうしてヒステリー症状は、身体症状（転換症状）として表れるものと、精神症状として表れるものに分類されるようになりました。ただし実際には両方が複合された形で症状となっている場合が多いようです。

この「ヒステリー」という概念は、長い歴史でさまざまな意味を与えられ、誤解を生み、診断基準にもばらつきがあったため、近年では使われないようになりました。そのため、ヒステリーという概念は、あらためてＩＣＤ-10やＤＳＭ-Ⅳなどの新しい診断基準の中では、別の言葉で位置づけられるようになりました。

ヒステリー

- 転換性ヒステリー
  - 転換の防衛機制が用いられ、身体症状がメインのもの。歩けない、話せないといった運動障害と、見えない、聞こえないといった知覚障害がある。めまいなどの自律神経系の症状を加える場合もある。
- 解離性ヒステリー
  - 解離の防衛機制が用いられ、精神症状がメインのもの。もうろう状態、遁走、健忘、多重人格、離人症など。

ICD-10における解離性障害

ＩＣＤ-10では従来のヒステリーについて、Ｆ４群「神経症性障害、ストレス関連障害及び身体表現性障害」の下位項目として、「解離性（転換性）障害」が位置づけられています。ＩＣＤ-10では解離性障害は「過去の記憶、同一性と直接的感覚、および身体運動のコントロールの間の正常な統合が部分的あるいは完全に失われること」と定義され、「起源において心因性であり、トラウマ的な出来事、解決しがたく耐えがたい問題、あるいは障害された対人関係と時期的に密接に関連していると推定される」と記述されており、病因論的な考え方が残っています。また解離性健忘や解離性遁走、解離性昏迷、トランスおよび憑依障害、運動および感覚の解離性障害、解離性運動障害、解離性けいれん、解離性知覚麻痺および感覚脱失、混合性解離性（転換性）障害などがここに含まれます。つまり、従来の転換性ヒステリーや解離性ヒステリーのほとんどが同じ項目に含まれているということです。ただし、離人症状と現実喪失については、人格的同一性の限られた側面しか通常は障害されず、感覚・記憶・運動の遂行に関する損失はないため同じ解離性障害には含まれず、Ｆ４の下位項目「他の神経症性障害」に「離人・現実感喪失症候群」として位置づけられています。

DSM-Ⅳにおける解離性障害

すでに第二章で述べたことですが、解離性障害の分類のされ方は、ＤＳＭとＩＣＤでは大きく異なっています。DSM-Ⅳでは、従来のヒステリーのうち解離性ヒステリーに相当するものは、そのまま「解離性障害」として位置づけられています。しかしICD-10では解離性障害と同じカテゴリーに含まれていた転換性障害が、DSM-Ⅳでは身体表現性障害の下位診断として位置づけられているのです。

これはDSMでは病因論的な考え方をなるべく排除する方針を採っていること、そして鑑別診断で神経疾患または他の一般身体疾患を考慮する必要性を重視していることがその理由といえます。つまり、転換性障害の場合は、そのストレス要因よりは、現在の状態像（身体症状、および病因となる神経疾患や一般身体疾患がないこと）に焦点が当てられているわけです。（注1）

DSMでは、解離性障害は「意識・記憶・アイデンティティ・あるいは環境の知覚という日頃は統合されている機能の混乱」と定義されていますが、これはICDの定義とほぼ同様です。そして下位分類としては、解離性健忘、解離性遁走、解離性同一性障害、離人

（注1）ただしDSMの転換性障害の診断基準には、「症状または欠陥の始まりまたは悪化に先立って葛藤や他のストレス因子が存在しており、心理的要因が関連していると思われる」と述べられており、まったく原因を無視しているわけではありません。

症性障害、特定不能の解離性障害が含まれ、ＩＣＤのそれよりシンプルな分類といえます。

（2）解離性健忘

解離性健忘はＤＳＭにもＩＣＤにも掲載されていますが、いくつもに分類されている解離性障害の中で最もシンプルなものといっていいでしょう。なぜなら、解離性の症状の中で、「健忘のみが生じている」状態だからです。

第二章で触れたように、健忘自体は解離性の体験の中でかなり大きな部分を占めますし、むしろ病的な解離のほとんどが、この健忘を含んでいるといっていいでしょう。解離性遁走でも解離性同一性障害でも、それは同様です。そしてこの診断がつくということは、健忘以外には症状がみられないことが強調されているともいえます。その典型的なものは、一回限りの健忘のエピソードを示した症例に当てはまります。

健忘には大きく分けて「逆行性健忘」と「前行性（順行性）健忘」とがあります。脳の外傷などでは、通常は逆行性、すなわち外傷が起きた時点より前のことも一緒に思い出せなくなるタイプの健忘が生じます。他方では解離性健忘では、前行性、すなわち解離のきっかけになった出来事以降のことを思い出せないタイプの健忘がほとんどです。

もちろん交通事故による身体外傷が伴ったとしても、その結果として生じた健忘が解離性のものである可能性は十分ありえます。もし頭部外傷やそのほかの外傷がほとんどなく、事故の後もその人が意識を失わずに普通の受け答えができていたとしましょう。ところが事故後しばらくすると、その事故の直前までしか思い出せなくなっていたとします。するとその健忘は解離性のそれであるという見当がつくことになります。後に催眠などによりその記憶が蘇ったとしたら、その診断は正しかったことが確かめられるのです。

健忘の起こる期間はさまざまであり、数分から数時間のこともあれば、数日から数年間に及ぶこともあり、これまでのことをすべて忘れてしまうことさえあります。患者さんはこのことで日常生活に支障をきたし、「自分はどうしてしまったのだろう?」と思い悩む場合もありますが、まったく無頓着な場合もあります。健忘の起きるきっかけとして多くの場合は、心的なストレスやトラウマが見出されることが多いのですが、例外もあります。

事例

ミカさん　二十代後半　主婦

ミカさんはＯＬを経て半年前に結婚しました。優しいご主人と最初は楽しく新婚生活を送っていましたが、最近、時々口げんかをするようになりました。ミカさんはある日ご主人の携帯電話に残された、女性の同僚とのやりとりの履歴を読んでしまいました。そこには仕事上の相談を受けたご主人に対するお礼の言葉がありましたが、その相談がどうやら勤務時間後に社外で行われたことを読み取ったミカさんは動転しました。早速帰宅したご主人に詰め寄り、そのうちエスカレートして、手首を切ると宣言し、ご主人に止められました。後になってミカさんはそのことを覚えていませんでした。

ミカさんの診断は解離性健忘でしたが、ある意味ではそれは暫定的な診断だったともいえます。そして今後さらに健忘以外の解離症状が重なった場合には、診断もより複雑なものへと変わっていく可能性があります。

(3) 解離性遁走

解離性遁走とは、それまでの生活の場（家庭・職場・学校）から突然姿を消して放浪することで、その最中は以前の生活についての記憶を一部もしくはすべて失っています。ただし日常生活に必要な一般常識や習慣、スキルなどは残っているので、事情を知らない人からは、過去の記憶をなくして放浪している人だとなかなか気づかれません。また、いったん遁走以前の記憶を取り戻すと、今度は遁走期間中に起きた事柄の記憶を失ってしまうことが多いのが特徴です。

発症の原因は強いストレスや心的外傷であることが多く、頭部外傷やてんかんなどの身体疾患による記憶喪失によるものとは区別されます。また、統合失調症でも放浪のような症状を呈することがありますが、その場合は被害妄想や幻聴などの症状が伴う点で異なります。

事例

❀ ユウキさん　三十代後半　男性　営業職

ユウキさんは朝、誰よりも早くから出社し、夜遅くまで営業に走る毎日を送っていました。その甲斐あってか営業成績は常にトップクラスで、来月から同期の中でいち早く営業部長に昇進することが決まっていました。ユウキさんはこの昇進を大変誇らしく思う一方で、これまで以上に仕事の責任が増えることのストレスも感じていました。

ある朝、ユウキさんはいつものように会社に向かいましたが、そのまま行方がわからなくなってしまいました。会社の人も奥さんも何度もユウキさんの携帯電話に連絡を入れ、ユウキさんが立ち寄りそうな場所を手あたり次第探しましたが、見つかりません。何かの事件に巻き込まれた可能性もあると思い、奥さんは夜になってからユウキさんの上司と一緒に警察に相談に行きました。

ところが、翌日の午後になって突然玄関のチャイムが鳴り、奥さんが玄関を開けると、ユウキさんがぼんやりとした表情で立っていました。奥さんが「一体何があったの？　昨日はどこにいたの？」と矢継ぎ早に質問しても、ユウキさんは困ったような表情になり「……よくわからない。今朝、目が覚めたら大阪のビジネスホテルにいた。なんでそんなところにいたのか、自分でもわからない。どうやって大阪まで行ったのか……昨日の朝、玄関を出たところまではぼんやりと覚えているんだけど……その後が思い出せなくて。どうしちゃったんだろう……」と言うだけです。奥さんは戸惑いながらも「このところ仕事が忙しくて疲れが出たんじゃないの？　あまり眠れていなかったみたいだし、少し休んだほうがいいわよ」とユウキさんをねぎらいました。後日、奥さんの勧めもありユウキさんは精神科に相談に行くことにしました。

ユウキさんの場合、発症は仕事上の強いストレスが引き金になったと推測されます。日頃の努力が認められ、昇進という喜ばしい結果を手に入れることができた一方で、昇進後にはこれまで以上の努力と成果を求められるというプレッシャーに耐えきれなくなったのかもしれません。

解離性遁走の症状が継続する期間は数日から数カ月に至るまでさまざまですが、このユウキさんのように短期間で収束することもあります。しかし長期化した場合には、失踪して辿り着いた場所で今までとは異なるアイデンティティを形成し、以前とまったく違う仕事に就き家庭を持つなどして新たな生活を始めてしまうこともあります。

(4) 離人症性障害

離人症状とは、自分という感覚や、何かを自分の意志で行っているという実感が薄れているという症状です。このように言葉で表現すると、非常に抽象的になってしまいますが、それを体験している当人にとっては非常になまなましく、かつ深刻です。離人症状はきわめて多彩であり、精神医学ではこれをさらに「自分が存在しない、生きている感じがしない」といった自己の感覚の離人症状、「自分の体が自分でないように感じる」といった自己の身体の離人症状、そして「周囲の人や物がなんとなく疎遠に感じられる」といった外界についての離人症状（非現実感覚）の三つに分けて整理しています。

離人症状はさまざまな精神疾患でもみられ、また普通の人でも程度の差はあるものの、時折体験されます。一時的なものであれば問題はないのですが、症状が続いて悩まされるようであれば医師に相談することが必要です。以前は離人症状といえば、統合失調症の症状やその前兆として語られることが多くありました。しかし最近では心的外傷を受けた患者さんにこのような離人症状を示す人が多いことがわかってきました。

離人症状は最近では解離のひとつの形態として論じられる傾向にあります。たとえばDSM-Ⅳでは離人症性障害は解離性障害のひとつに挙げられています。ただしICD-10では神経症性障害のひとつに位置づけられています。

以下に具体例を見ていきましょう。

事例①

ユウコさん　二十代前半　女性

ユウコさんは暴力的な父親のいる家庭で育ち、その父親から「不快な身体接触」が度々あったと話しました。現在は三歳の交代人格が出現することが多く、医師から解離性同一性障害の診断を受けています。「身体の感覚があまりわからない。たとえば、両手のひらを自分のもののように感じられない、食べ物をおいしいと感じられない」あるいは「自分がここにいることが実感をもって感じられない。親しい人や慣れた場所でも、少しの期間離れていると知らないもののように感じる」と慢性的に訴えています。

この患者さんはまず「身体の感覚がわからない」という身体の離人症状があり、また「自分がここにいると実感をもって感じられない」という自己の離人症状があり、さらに「親しい人や慣れた場所を知らないもののように感じる」という外界についての離人症状を訴えています。すなわちすでに述べた離人症状の三つの分類をすべて備えていることになります。ユウコさんの場合は、父親から受けたいやな出来事をできるだけ遠ざけようと、自分自身の感覚をあいまいにするような対処を子どものころからとっていたのかもしれません。そしてそれが今の離人症状につながっている可能性があります。

事例②

⊗ ユリさん　女子　中学三年生

ユリさんは摂食障害で通院中です。頻繁に過食をしてしまい、しかも過食をしたこと自体を忘れてしまうという状態が続いています。その他に「周囲に霞《かすみ》がかかったように、ぼやけている感じがある。外界と一枚壁を隔てているようで、壁の外で起こっていることを実感できない」「どこか自分を客観視しているところがあり、自分がここにいるというのも怪しく感じる。学校に毎日行っているのに馴染みがない。怪我をしてもリストカットしても痛くない」といった症状を訴えます。ただしユリさんの幼少時には、特に目立った外傷体験はみられません。

ユリさんの訴える「霞がかかった」「壁を隔てているよう」などは多くの離人症の患者さんたちから聞かれます。「霞や壁を感じる」という外界についての離人症状、「自分がここにいる実感がない」という自己の離人症状、「痛みを感じない」という身体の離人症状の三つが、このケースでも認められます。

ユリさんには虐待やネグレクトなどの明らかな心的外傷はありませんでした。一方で健康な体重を維持しているときにも症状はみられたため、摂食障害からくる離人症状として説明することはできません。解離を生む原因について、岡野[4]は個人の生まれ持つ解離傾向に加え、日本の解離性障害の背景として「関係性のストレス」が特徴的であると指摘しています。日米で比較した際に、日本では被虐待体験そのものよりも、両親や周囲との関係からくるストレスが解離性障害の形成に強い影響を与えているのではないかとする見解です。

この事例ではユリさんに対する両親からの精神的重圧がかなり強く、ユリさんは文句ひとつ言えずに「良い子」を演じ続けたといいます。そしてそのことが離人症状や他の解離症状につながった可能性があります。また交代人格はみられず、解離症状はより軽度と考えられます。

事例③

❀ タツヤさん　男子　中学一年生

タツヤさんは母親に連れられて、精神科を受診しました。「とにかくつらい。話を聞いてもらいたい」という訴えの内容は、以下のようなものでした。

「学校で友達と話していると、急に変な感じになる。友達の冗談の内容はわかるが、みんなと同じように笑えないことがある。そうなると、自分と周りの間に膜が張ったように感じ、友達をその膜越しに見ているようになる。悲しいとか嬉しいという感情が持てない。いつも一緒にいる友達が目の前にいるのに、急に違う世界にいるように感じる。自宅で飼っている犬を見たとき、見慣れたもののはずなのに『何これ？』と思う。自分の感覚が奇妙になると他の人の目が気になり、学校の課題や勉強など、今やっていることに集中できなくなり、おっくうに感じる。一方で部屋が散らかっているのが気になると片づけないと気がすまないし、いつもと変わらないはずの手が急に汚く感じて洗わないと気がすまなくなる。このようになることが度々あってつらい。

それをお母さんに話すと、『気のせいだから、気にしないで』と言われて、余計につらくなる」。

タツヤさんは、五歳のころからこうした「変な感じ」を体験していたそうです。時々その感じが深刻になるかと思えば、あまり生じない時期もありました。しかし十三歳になると、それまで以上に強く感じるようになったそうです。学校でも先生に相談する気にはなれず、むしろそのことを他の人に知られたくないと思っていました。

タツヤさんが小さいころには両親の喧嘩が激しく、そのたびにいつも「もう終わってほしい！」と感じていたとのことです。父親は普段は仕事中心の生活で、休日になると自分の趣味である釣りに朝早くから出掛けてしまい、家族との関わりは少なかったようです。母親は専業主婦で、タツヤさんの面倒をよく見ていましたが、タツヤさん自身は「弟にばかり世話を焼いて、僕の話は聞いてもらえない」と思っていました。

タツヤさんの訴えには、特に外界についての離人症状（現実感喪失）がうかがわれます。「膜が張った感じ」「違う世界にいる」「見慣れたもののはずなのに」などがそれです。こういった症状は「疎隔体験」と呼ばれることもあります。このような体験を家族に話しても聞いてもらえず、あるいは話しても伝わらない場合には、その症状のつらさはさらに増すことになるでしょう。離人症の症状は感覚的な体験であるため言葉で言い表しにくく、患者さんは他の人にそれをうまく伝えられないつらさを訴えることも多いものです。

それらの症状の一方で、タツヤさんには「やる気が起きない」などの抑うつ症状や「他人の目が気になる」という社交不安障害（他人の視線を浴びるような場で不安と緊張が非常に高まり、日常生活に支障をきたしてしまう障害）の症状、「手を洗わないと気がすまない」という強迫症状もありました。

我が国では、離人症は統合失調症の前触れとしての症状やてんかんとの関連で論じられることもありましたが、タツヤさんの場合は、統合失調症としての症状はみられず、また脳波にも異常はありませんでした。症状の好転よりもコミュニケーションの取れないつらさの緩和を目的に箱庭療法を行ったところ、良い効果をもたらし、つらさは緩和され離人症の訴えもおさまりました。

離人症は解離性障害において重要な症状であり、特に次に紹介する解離性同一性障害においては、自分自身に対する非現実的な感覚が頻繁に生じると指摘されています。

(5) 解離性同一性障害(多重人格障害)

最後に、解離性同一性障害について解説します。解離性同一性障害の症状は、これまで述べた(2)から(4)のどれをも含みうるといえるでしょう。その意味では解離性同一性障害はやはり解離性障害のなかでも特別な位置を占めているといえます。ただしそれ以外にこの障害を特徴的に示すのが、複数の交代人格の存在です。

すなわち解離性同一性障害の特徴は、複数の人格が生活や臨床の場面で姿を現し、それぞれの意志や考えをもって行動するという点にあります。交代人格の多くは、お互いの存在を知ってはいたとしても、それぞれ独立してふるまう傾向にあります。そのため時と場合に応じてAさん、Bさん、Cさんといったまったく別の人格が周囲の人々や治療者の前に登場します。これは他の精神科的な障害においては決して起きえないことであり、おそらく日常的にもありえないことでしょう。そのためこの現象を初めて目にした治療者は、それを信じようとしないか、あるいは当惑してどう反応していいかわからない状態になることが多いものです。しかし解離性同一性障害についての理解を深めることで、そのような現象に遭遇したという経験を十分に活かし、それを受け入れる用意ができるのです。

本書には解離性同一性障害の診断を受けた臨床例がいくつか登場しますが、その治療プロセスについては第六章を参照してください。

なおＤＳＭには解離性同一性障害に類似するものとして「どこにも分類されない解離性障害」（dissociative disorder not otherwise specified：ＤＤＮＯＳ）が記載されています。これは解離性同一性障害と症状が似ていますが、交代人格が明確な形で示されない障害です。

まとめ

本章では、解離性障害のいくつかの種類、すなわち解離性健忘、解離性遁走、離人症性障害、そして解離性同一性障害について説明しました。解離性障害では、これらの症状が単独でみられる場合もありますが、多くは複数の症状が重複してみられます。さらに、まとまりを持った別の人格である交代人格が存在し、それぞれの記憶や意識を持って行動する場合には、解離性同一性障害と呼ばれます。

解離性同一性障害では、精神的負荷がかかる出来事をきっかけとして、本来の人格である主人格からスイッチで切り替わるように交代人格が現れます。交代人格は、大抵主人格とは異なる名前を持ち、性別や年齢、性格や立ち居振る舞い、態度や話し方なども異なります。そのため交代人格が行動しているときには、周囲からはまったく別人になってしまったように見えることが多いものです。しかし主人格はほとんどの場合、人格の交代が起きているときの記憶を持たないため、周囲から誤解を受けてトラブルになることもあり、患者さんはとてもつらい思いをすることになります。

現在ではＤＳＭやＩＣＤにより診断基準が示され、症状が明記されているために、以前に比べれば、解離性障害である可能性を検討することは比較的たやすくなりました。ただし、解離性障害における症状の表れ方は極めて多岐にわたっており、この障害であることを念頭において症状をよく観察しなければ、それらを見落とす可能性もあります。統合失調症やうつ病、他の人格障害、薬物の影響に由来する症状との鑑別も重要であり、診断する側にも一定の知識や経験が必要となります。鑑別を含む診断については第四章をご参照ください。

コラム

解離性障害の理解を深めるために――解離症状とプロセスの表出

このコラムは、診断や分類についての少し難しい話です。

解離症状は心理的な症状と身体的な症状に分類することができます。心理的な解離症状としては健忘、離人感、意識の変化、性格の一部の喪失、被暗示性、体外離脱体験、意思・意欲の喪失、あるいは統合失調症で問題になることが多い「シュナイダーの一級症状」などの、心の中で起きる症状が例として挙げられます。他方身体的な解離症状は、痛み、麻痺、無感覚、感覚・運動機能の喪失（失明、失声など）、夢遊病、過敏感覚、擬性てんかん、などの症状として表れます。ところがこの心理的な症状と身体的な症状の両方が「解離性症状」のもとに括《くく》られるかといえば、必ずしもそうでないという事情があります。その説明のためには、解離性障害の研究の歴史を知る必要があります。

解離の身体的症状については、十九世紀のフランスの心理学者、精神医学者ピエール・ジャネの理論がその始まりです。彼はヒステリー症状を説明するにあたり、外傷的な記憶が抑圧されたとき、心と身体の両方にそれが表現されたのが解離症状であると説きました。しかし一九七〇年代からアメリカで起きた解離性障害のブームにおいては、臨床家たちはその心理的症状のみに注目し、身体的な症状にはあまり注意を向けなかったという事情があったのです。なぜならば当時の専門家が最も関心を向けたのは俗に言う「多重人格」、すなわち解離性同一性障害だったからです。つまり人の心がいくつにも分かれてしまう、という現象の不思議さが、専門家や一般の人々の興味を引いたわけです。

それを反映してか、一九八〇年に出版されたアメリカの精神科疾患診断基準（DSM-Ⅲ）に掲げられた解離性障害の症状は、もっぱら心理的解離症状であり、解離性の身体症状は「解離性障害」ではなく「身体表現性障害」という別個のカテゴリーに分類されました。このことは第二章、第三章でもご紹介したとおりです。

このDSM-Ⅲの発刊以来、アメリカでは心理士や精神科医はこのDSMのシリーズを常に座右において診療を行います。かつてのＤＳＭ-Ⅲはすでに何回か改訂され、現在では第四版テキスト改訂版（ＤＳＭ-Ⅳ-ＴＲ）が用いられていますが、解離性の身体症状が「解離性障害」には分類されないという事情は依然として変わっていません。このようにみると、ＤＳＭにおける解離性障害の診断基準は心理的症状と身体症状が「解離」しており、解離現象把握のための基準としては不十分であるようです。

かつて、ベネット・ブラウンという専門家は「解離のＢＡＳＫ《バスク》モデル」という概念を提唱しました。それによれば解離はＢＡＳＫ、つまり、behavior（行動）、affect（情動）、sensation（感覚）、knowledge（知識）のうちのどれかが体験から抜け落ちることで生じるとされました。この定義ではもちろん、感覚、行動を含むわけですから「身体的症状」も解離に含まれていることになります。

二〇〇六年にはオノ・バンデアハートらにより『構造的解離理論』が発表され、多くの支持を得ていますが、それは先ほど紹介した一世紀前のジャネが著した『行為の心理学（Psychology of Action）』にその理論的基盤をおいています。それによれば、解離は人の行為のすべての面に現れます。ジャネの言う「行為(action)」には「心的(mental)」と「行動的(behavioral)」の二つの側面があります。そして人間の「行為」とは行動のみでなく、「心理的行為」として思考、感情、願望、想像、空想、など、すべての精神活動が含まれると考えます。つまり、これらいろいろな「行為」を営みながら生きる一つの統合体としての一個人において、あらゆる「行為」に解離がおきうるのです。そしてもちろんここでも身体症状は「行為」に含まれ、解離症状を構成することになります。

また「構造的解離理論」においては、このような解離した「部分」同士は原則としてお互いの存在を知らない、もしくは知っていてもお互いを忌み嫌うと考えられます。そして、これらの「解離の壁」を維持しているのは外傷体験関連の諸々の恐怖心であると考えられます。つまり、外傷的な体験を連想させるあらゆる側面が分かれているため、一つの記憶としてまとまらず、個人の認識を免れることになります。このように、受け入れることのできないほどの恐ろしさを意識の外に置くことによりその人がつらい体験から身を守り生きながらえるよう支えているのが、解離の機能であり防衛であると考えられます。以上「構造的解離理論」は解離のあり方を非常に包括的に図式化し、しかもその根本に外傷の関与を前提としています。ある意味では最もモダンな解離理論とも言えるため、今後世界の解離の研究者や臨床家たちから支持が広がる可能性があります。

解離性障害の治療にあたる方は、以上を念頭に患者さんに接してみてください。解離現象の「神秘性」が、現実的な視点から理解できるようになり、治療の展望がよりはっきりしてくるかもしれません。　（C・O）

ミカさんとその仲間たち①

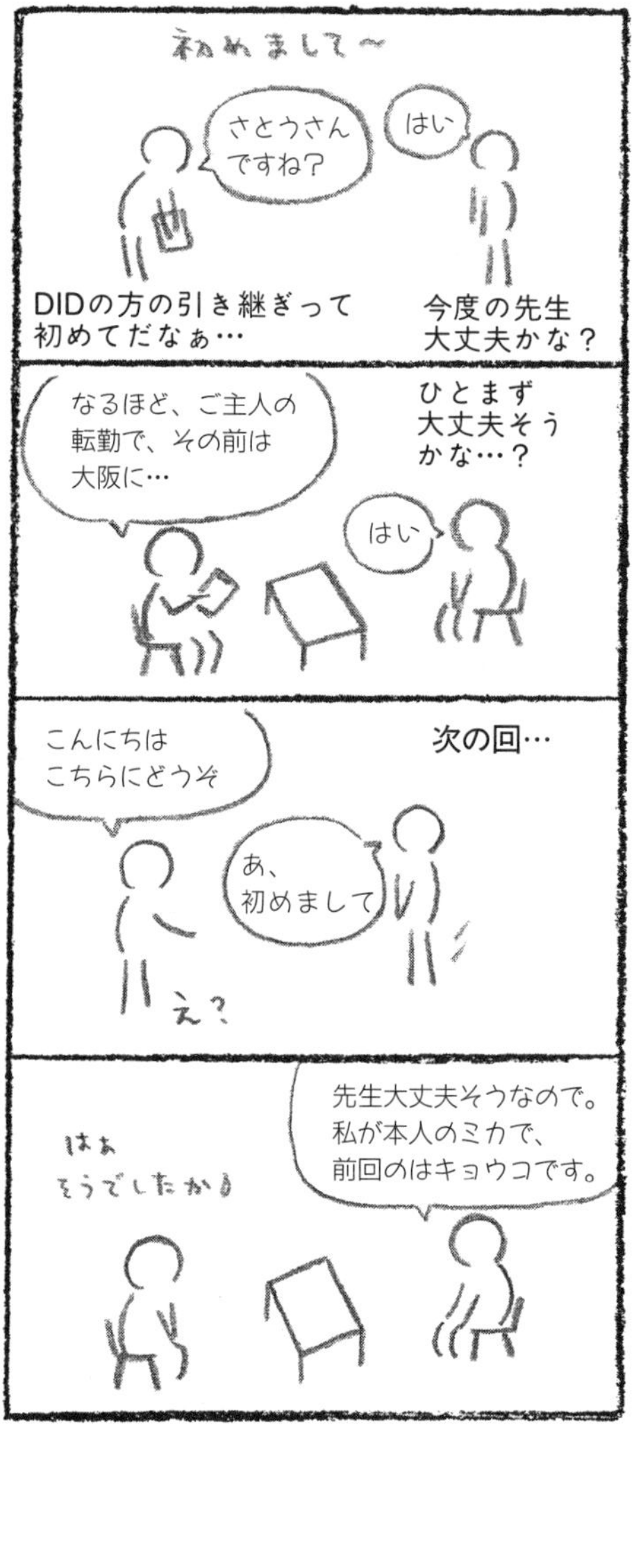
初めまして〜
さとうさんですね？
はい
DIDの方の引き継ぎって初めてだなぁ…
今度の先生大丈夫かな？
なるほど、ご主人の転勤で、その前は大阪に…
ひとまず大丈夫そうかな…？
はい
こんにちは
こちらにどうぞ
次の回…
あ、
初めまして
え？
はぁ
そうでしたか…
先生大丈夫そうなので。
私が本人のミカで、
前回のはキョウコです。

ミカさんとその仲間たち②

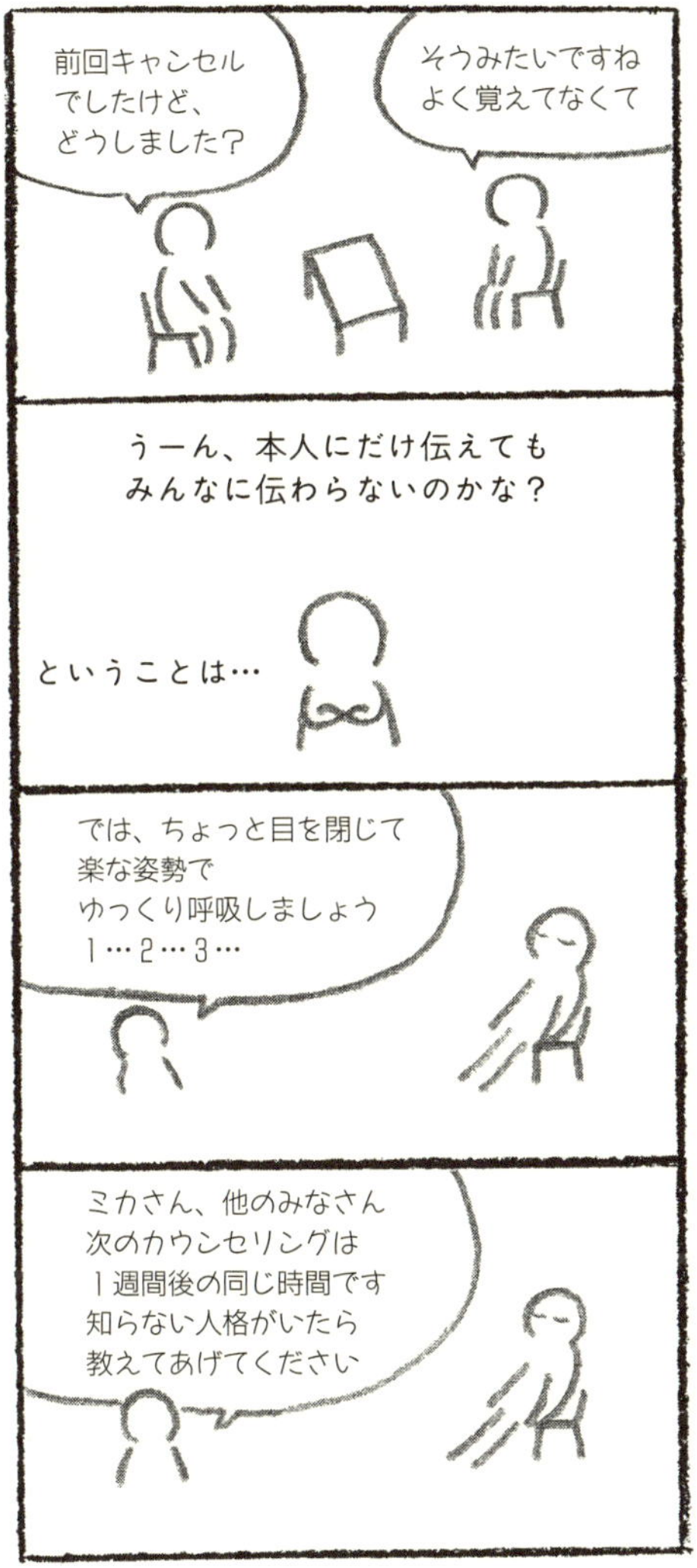
前回キャンセルでしたけど、どうしました?

そうみたいですね よく覚えてなくて
うーん、本人にだけ伝えても みんなに伝わらないのかな?

ということは…

では、ちょっと目を閉じて 楽な姿勢で ゆっくり呼吸しましょう 1…2…3…

ミカさん、他のみなさん 次のカウンセリングは 1週間後の同じ時間です 知らない人格がいたら 教えてあげてください

ミカさんとその仲間たち③

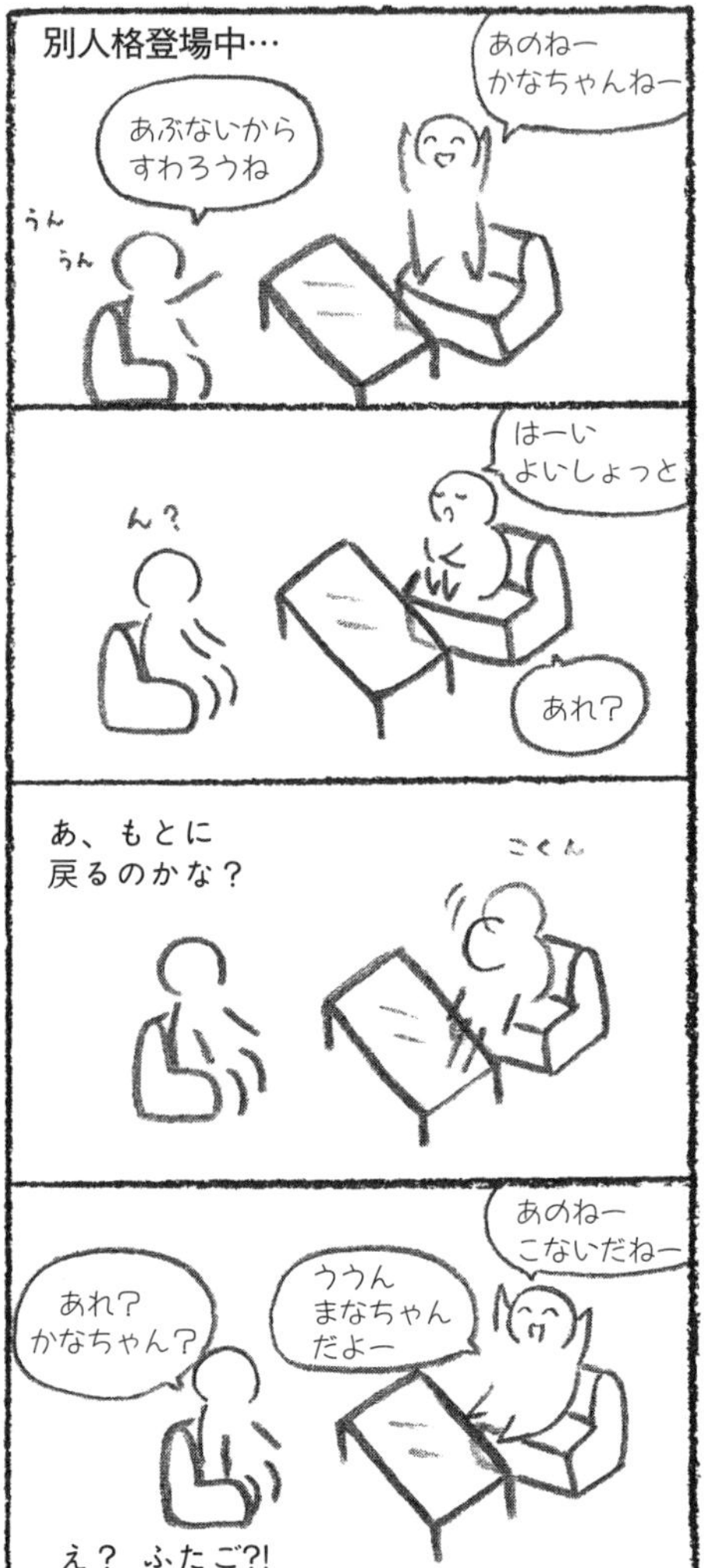
別人格登場中…
あのねー かなちゃんねー
あぶないから すわろうね
うん うん
はーい よいしょっと
ん？
あれ？
あ、もとに 戻るのかな？
ごくん
あのねー こないだねー
ううん まなちゃん だよー
あれ？ かなちゃん？
え？ ふたご?!

第四章
解離性障害との鑑別が問題となるさまざまな障害

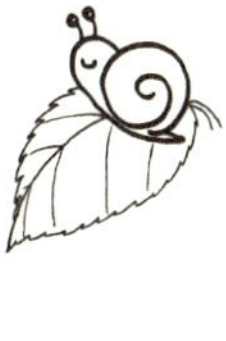

(1) 統合失調症との鑑別が難しい事例

初めに登場するのは統合失調症です。統合失調症とは実は非常に新しい病名で、つい数年前までは同じ病気が「精神分裂病」と呼ばれていました。統合失調症と言われるとピンとこなくても、「セイシンブンレツビョウ」と聞くと、「アア、あれか」とわかる人がまだたくさんいると思います。

精神分裂病は精神科の病気の中では非常によく知られ、しかもとても重い病気というイメージがあります。患者さんの家族にとっては、この診断名を言われると、一種の不治の病を宣告された気分になるほどです。それが統合失調症という名前に変わった事情は、実は非常に複雑だったのですが、この名前になったことで、いいこともありました。以前の重篤《じゅうとく》な心の病というイメージに比べ、かなり軽症で治療可能な病気、という印象を与えるようになったのです。しかしそれでもやはりこの病気は、重症な場合には数年間は学業や仕事を棒に振ることを余儀なくされ、しかも復帰が非常に難しい病気であることにかわりはありません。

さて、そのような深刻な病気である統合失調症と解離性障害がどうして間違われやすいか、ということなのですが、ひとつには両方とも患者さんはかなり非日常的でにわかには信じられない体験を語るという点が共通しているからなのです。そしてもうひとつの共通点は、両方とも幻覚症状が頻繁にみられることです。幻覚とは、視覚、聴覚、嗅覚、触覚などを含むさまざまな感覚の異常体験であり、特にそこに実際には存在しないものをありありと感じ取ること（それぞれ幻視、幻聴、幻臭、幻触、などと呼ばれます）を指しています。このうち幻聴に関しては解離でも統合失調症でも頻繁に体験されます。ただし実際には統合失調症による幻聴と解離による幻聴では、以下に述べるとおり、かなり性質が異なるものです。それらはまた、薬により改善するかについても大きく異なります。

ところが解離性障害でも幻覚体験が起きることが精神科医に広く認識されるようになったのは、つい最近のことです。特にもう何年も前に資格を得た大部分の精神科医にとっては、「幻聴といえば統合失調症」という観念が染みついているのです。すると患者さんが「誰もいないのに声が聞こえます」と言っただけで、精神科医が「この人は統合失調症だ」と判断してしまい、その後はその路線に従った治療や薬の処方がなされてしまうというわけです。

こう述べたからといって、もちろん精神科医が解離性障害について何も知らない、というわけではありません。古い教育を受けた精神科医たちも、解離性障害についてはヒステリーという名前で理解しているでしょうし、軽症の解離性障害に出合ったこともあるはずです。しかしそれでも特に解離性同一性障害の事例については「そういうケースなど見たことがない」という精神科医が大多数であり、彼らの頭にはそもそもそのような障害は非常にまれだという先入観があります。すると結局は伝統的な精神医学のならわしとして、幻聴を訴える患者さんや、その行動が不可解でとても常識では理解できない患者さんには、とりあえず代表的な精神科疾患である統合失調症という診断名をつけることになるのです。そのために精神科医に解離性の症状を正確に把握してもらい、適切な診断を下してもらうことが、その後の適切な診断や処方を受けるうえで特に大切であり、しかもそれが一番難しいことといえるのです。

幻覚症状の主観的な体験のされ方は、解離性障害と統合失調症ではかなり異なります。解離性障害では本人はもちろんさまざまな影響を受けますが、あまり悩むことなく、むしろそれを当たり前のこととして受け入れて日常生活を送っていることも少なくありません。何しろ物心ついたときからすでに幻聴が聞こえているという場合が多いからです。他方、統合失調症では、発症の数カ月前から徐々に幻聴が聞こえ始めたり、場合によってはある日突然声が聞こえ始めたりすることが普通であり、またその声により日常生活もままならないほど苦痛やおびえを感じていることが多いのです。

解離性障害と統合失調症の主な幻聴の症状を比較すると表4-1のようになります。

表4-1　解離性障害と統合失調症の幻聴の比較

	解離性障害	統合失調症
本人がそれを誰の声として感じるか？	「あの人の声だ」と特定できることが多い。（「あの人」とは交代人格である場合が多いが，かつての実際の加害者の声であることもあり，その場合はその幻聴はフラッシュバックの要素が増す。）	多くの場合，それが誰の声かがわからない。あるいは神や悪魔などの「超越的」な存在の声として感じられることもある。
どの程度声に影響されやすいか？	声におびえたり不気味に思ったりなど，さまざまな影響を受ける可能性がある。しかし別人の声が勝手に聞こえて来ると感じ他人事《ひとごと》のように聞き流すことも多い。（ただし交代人格の声である場合は，時には自分がその声の主に成り代わってしまうことも生じる。）	幻聴の内容はしばしば，自分の意志や考えと区別がつかない。（通常は幻聴の内容イコール妄想内容，ということが起きる。たとえば「あいつがお前を狙っている」という幻聴を聞くと，そのことを理屈抜きで確信してしまう，など。）
関係念慮（自分にかかわってくるという印象）を伴うか？	通常は伴わない。（他人事のように聞こえる。）	通常は伴う。
いつから体験されるか？	幼少時から「想像上の友達《イマジナリーコンパニオン》」の形で聞こえていることが多い。	思春期ないし青年期に統合失調症が発症したとき，その前兆として数カ月程度前から聞こえだすことが多い。
精神科の薬がどの程度有効か？	幻聴そのものにはあまり効果がない。	比較的効果がある。（場合によっては劇的におさまる。）

ここで統合失調症との鑑別が問題となった例を挙げます。

事例①

❀ アヤカさん　女子　中学一年生

アヤカさんは不登校、腹痛、リストカットなどさまざまな症状を訴え、それに加え幻聴もあったため、中学校のスクールカウンセラーの紹介状を持って医療機関を訪れました。医師の問いかけに、「幻聴は複数の男性の声で『あー』とか『うー』というふうに聞こえ、よく聞き取れないときもあります」と答え、また決まって午後四時ごろに起こることが多い、と付け加えました。そしてその幻聴は、毎日のように起きる時期もあれば、しばらくおさまっている時期もあるようでした。

アヤカさんの話をさらによく聞くと、似たような声は子どものころから時々聞こえていたことがわかりました。毎日聞こえるようになったのはつい最近で、幻聴だけのときは気にしていなかったものの、このごろは頭痛や腹痛を伴うようになり、リストカットをしたらおさまるときと、ただひたすら声が止むのを待つしかないときがあるとのことでした。

アヤカさんの実家は経済的に苦しく、病弱な両親の代わりに彼女自身が家事や家計のやりくりをする必要がありました。アヤカさんはそれを毎日こなすたいへんな頑張り屋さんでしたが、無理を重ねるようになったころから徐々に声が聞こえ始めていたようでした。診察にあたった医師は、最初は統合失調症を考えながら病歴を取りましたが、最終的には離人症性障害と判断しました。


離人症性障害は解離性障害のひとつですが、第三章でも紹介したとおり、現実感の喪失、すなわち体験していることや生きていることそのものの実感が持てない状態を主訴とするものです。このような体験は精神科の病気としてはまれではなく、他の精神科疾患、たとえばうつ病や統合失調症などでもよく聞かれます。また離人症状自体は解離性同一性障害でもしばしば体験されます。

アヤカさんの場合、健忘や人格の交代はありません。また幻聴として聞こえる声の主は不明です。このようにうめき声など内容のはっきりしない幻聴では、その声の主も不明確なことが多く、それが幼いころから体験される場合には習慣となってしまい、本人も特に気に留めていないことが多いのです。

次に挙げるアオイさんのケースも幻覚症状は日常的な出来事であり、本人にとって苦痛を伴うものではありませんでした。

事例②

アオイさん　十代後半　女性　無職

アオイさんは人格交代をはじめとする多彩な症状のために、精神科を受診しました。その結果日常的に特徴ある体験を持っていることが明らかになりました。アオイさんによれば、「いつも自室の隅に人がうずくまっています。男性のようですが姿ははっきりせず、話したり動いたりすることもなく、ただいるだけ。窓の外を人が横切ることがあって、自分にはそれが見えたのに、私の家族はそれが見えないと言うんです。ものごころついたときからそんなことがあったので、怖いとかいやだと思うわけではありません。他の症状が出てくる前からこうした幻覚はありましたが、それ自体はなんの支障もありません」とのことでした。つまりアオイさんにとっては、その人の存在はただの日常的な出来事だったのです。

このアオイさんも、最初の精神科受診では統合失調症との鑑別が問題となった事例です。このような例のほかに、解離性同一性障害の診断が最初に下り、その後、統合失調症を発症したと考えられる興味深い事例もあります。それを以下に示しましょう。

事例③

ミキコさん　三十代前半　主婦

ミキコさんは幼少時より両親から虐待を受け、いわゆるネグレクトの状態に置かれていました。中学時代にはいとこや知らない男性から、性的虐待を繰り返し受けてきました。

ミキコさんは小学校高学年から身体症状を訴え、不登校を繰り返していました。中学二年ごろからは、時々記憶が抜け落ちることがありましたが、これはおそらくこのころまでにいくつかの交代人格が形成され、出現しはじめたことによるものと考えられます。

病院を受診して症状を整理したところ、やはり数多くの交代人格が認められ、ミキコさんは解離性同一性障害と診断されました。さいわい適切な心理療法により徐々に人格の統合が進み、二十五歳ごろにはすべての人格が一つに統合されました。その後も定期的に心理療法を受けていますが、人格交代はみられませんでした。

それから四〜五年経ったころ、食事を作っている最中に突然「やめなさい」という声が聞こえ、そのとおりに料理が続けられなくなりました。さらに「お墓を移動しろ」というように関係のない内容の声が聞こえることもありました。家にひとりでいるときには、誰かに監視されていると感じて警察を呼んでしまうこともありました。ついには外出もできなくなり、トイレにすら行けなくなってしまいました。

このような症状を聞いた主治医が新たに統合失調症を発症したと考え、相応の薬物治療を行ったところ、幻聴の大きさや頻度は半減し本人の苦痛も取り除かれ、状態はやや改善していきました。

このミキコさんの例で、後半に書かれている幻聴については、統合失調症性のものということになります。一度解離性同一性障害と診断された後に統合失調症を発症しうることを治療者が十分認識しておくことで、後者に対する治療もより迅速なものになるでしょう。

(2) 境界性パーソナリティ障害との鑑別が難しい事例

境界性パーソナリティ障害と解離性障害の病態像にはかなり類似するところがあり、一人に同時に二つの診断名がつくこともまれではありません。どちらの障害もその人の言動が周囲に非常に大きな影響を与え、また自己破壊的な行為がしばしば伴います。さらに発症する以前には、むしろ手のかからない、「いい子」だったという場合が多いのも共通しています。

その一方で、両者の障害の性質はかなり異なっている点も少なくありません。境界性パーソナリティ障害では、外界に存在する他者を「よい人」と「悪い人」とに分断し、「悪い人」をもっぱら攻撃対象とするのに対し、解離性障害では、自己の内界を解離の機制により分断するという違いがあります。また境界性パーソナリティ障害では他者に関して現実とかけ離れた考えや期待を発展させていくことがあるのに対し、解離性障害では自分の体験の一部を記憶に留めなかったり、自分の心の中に空想の世界を構築したりすることが指摘されています。

境界性パーソナリティ障害が疑われた臨床例

❁ シノブさん　二十代後半　女性　OL

シノブさんは専門学校を卒業し、現在の会社の事務を担当して数年になります。普段は同僚や上司との関係も良好で、シノブさんはいつも笑みを絶やさず、頼まれたことはたいてい快く引き受けます。職場にはわがままな上司もいますが、シノブさんは非常に忍耐強く対応し、言い返したり八つ当たりしたりすることもありません。

しかし同僚からはシノブさんは不思議な目で見られています。というのもシノブさんには、時々人が変わったようにぞんざいな口をきいたり、しばらくの間非常に不機嫌になったりする様子がみられるからです。それがいつものにこやかなシノブさんとあまりにギャップがあるために、これまでは同僚も上司もシノブさん自身にその事を問いただすということがありませんでした。

シノブさんは美人でスタイルもよいため、男性の目を惹きます。何人もの男性に声をかけられてはデートを重ねますが、その時の記憶はあまり残っていませんでした。それどころか、複数の相手との交際をどうやってやりくりしているのか、自分でもよくわからないのです。そこで日記をつけてみると、まったく覚えのないことが書き付けられており、筆跡も自分のものではなく、いっそう謎が深まりました。酔っていたときにでも書いたのかと、最初は軽く考えていましたが、あまりにも度重なるので、交際相手にたずねてみると、「そうそう、きみは突然人が変わったように不機嫌になるね」という返事が返ってきたのです！

またシノブさんには密かな自傷癖がありました。人に見つかりたくないので、こっそりと時と場所を選んで切っています。切った後は痛みを感じることはなく、むしろ気持ちがすっきりするので、快感を得るための手段として手放せなくなっていました。いつも長袖を着ることで、同僚には傷跡を見られないようにしていたのですが、ある日職場でシノブさんが手首を傷つけようとしているのを同僚が目にし、そのことが上司に伝わってしまいました。

　こうしてシノブさんの問題が一挙にクローズアップされ、上司が付き添っての精神科受診となりました。話を聞いた精神科医は、怪訝《けげん》そうな顔をしていましたが、「境界性パーソナリティ障害の可能性がありますね」と告げたのでした。

（その後別の精神科で最終的に解離性障害の診断が下ったのは、三年ほど後のことでした。）


　シノブさんのような方は、その行動面から境界性パーソナリティ障害の診断が下される可能性が高いのですが、記憶にない時間帯の言動を除けば怒りや攻撃性など感情面の激しさは本来のシノブさんにはありません。男性との交際に際しては主として交代人格が出てきている可能性があるものの、本人もよく把握しておらず、突き詰めて考えてはいませんでした。このような場合には、一連の問題行動や対人関係のトラブルが深刻化しない限り、精神科への受診はおろか他人に知られることもなく、ひっそりと解離体験を重ねていくことのほうが多いのです。シノブさんの場合は職場での解離のエピソードが明らかになったことから精神科を受診することになったのですが、最初の精神科医は解離の病理についての知識が少なく、境界性パーソナリティ障害という診断を下したのでした。

（3）詐病との鑑別が難しい事例

解離性障害の患者さんが「嘘をついているのではないか？」「演技ではないか？」「わざとやっているのではないか？」と誤解されてしまうことはよくあります。それは解離性障害の患者さんが、普段はきわめて正常にふるまう一方で、あることについてすっかり記憶が抜け落ちていたり、急に違う人になってしまったかのような言動をしたりするというギャップが、周囲の人を戸惑わせるからです。

事例

❁ サトルさん　二十代後半　男性　会社員

サトルさんは大学を卒業後、東京で会社員として勤務していました。ある時、関西の支社に転勤を命じられ赴くことになりましたが、転勤後、サトルさんはすっかり体調を崩してしまいました。不眠症状やだるさ、落ち込みなどを訴え、会社を遅刻したり欠勤したりしはじめたのです。サトルさんは職場異動による不適応と判断され、会社の診療所で産業医から睡眠薬や抗不安薬などを処方されていましたが、症状は一向に良くなりませんでした。そのうち仕事中に自分が誰だかわからなくなってしまうことがあり、「僕はどうしてここにいるんですか？」「僕の名前は何ですか？」と口にするようになりました。また「会社に来る途中で気づいたら全然知らない駅に立っていて、遅刻してしまいました」と言うこともありました。同僚はサトルさんが仕事をしたくないためにわざとそのようなことを言っているのだと思い、相手にしようとしないばかりか、陰で非難するようにもなりました。上司も「いい加減にそういう演技はやめなさい」と叱責し、産業医も「周囲に迷惑をかけているのだから、もう少ししっかりするように」という指導を行うばかりでした。

サトルさんのように、何かいやなことから逃げるためにわざと約束を忘れたり、自分のすべきことがわからないふりをしたりしているように見える人がいます。そうした言動が演技なのかそうでないのか、どこまで意図的でどこから無意識的なのかの判断は、時には非常に難しいものです。それだけに解離性障害なのか、詐病なのかの診断は、専門家でも非常に迷うことがあるのです。

また精神医学を専門とする人たちの中にも、積極的に解離性障害の診断を下すことに抵抗を示す人もいます。精神科が専門でない医師であればなおさらのことで、結果的に解離症状を詐病と判断され、適切な治療につなげてもらえない患者さんは少なくないのです。

こうした診断の難しさは司法の領域でも問題となっており、鑑定が行われた事例でも鑑定医によって意見が分かれるということがしばしば起きています。なかには、解離性障害と詐病との移行形態がみられるという「ヒステリー-詐病スペクトラム」という考え方もります。しかしその症状の生じ方が意識的であれ無意識的であれ、患者さんがそうせざるを得ない、あるいはそうならざるを得ない苦しい状況に置かれていることは確かであり、適切な治療的関わりが必要だといえるでしょう。

(4) 高機能広汎性発達障害との鑑別が難しい事例

「高機能広汎性発達障害」とは複雑な名前ですが、知能レベルについては正常範囲の自閉症のことです。この診断には「高機能自閉症」や「アスペルガー障害」が入りますが、専門家によっては両者を事実上同じものだとする意見もあり、最近何かと話題になる障害です。そしてこの障害を持った人々の中にも解離性障害を思わせる症状を示す人たちがいます。そのような人たちについては、これまで自伝の記述などで知られているだけでしたが、最近は専門家たちの間でも、広汎性発達障害と解離との関係が指摘されるようになってきました[11・12]。

それらの報告によれば、広汎性発達障害の人が本来持っているファンタジーへの没入傾向が解離症状へ移行しやすいという素質的側面と、その障害のために彼らが虐待やいじめ被害などの継続的な外傷体験を受けやすいという環境要因が、相互に関連しあっているのではないかと考えられています。

事例

ヒロトさん　二十代後半　男性　会社員

ヒロトさんは大学卒業後、大手企業で技術職についていました。もともと人付き合いが得意ではなく、職場でも周囲との交流がほとんどなかったヒロトさんでしたが、丁寧な仕事ぶりが上司からも高い評価を受けていました。しかし数年後、人事の配置転換が行われて環境が変わり、新入社員への教育や営業的な業務が加わるようになってから、ヒロトさんの様子が変わってきました。頭痛や身体のだるさ、気分の落ち込みなど心身の不調が顕著となってきたのです。そして仕事中にぼんやりとすることが増え、単純なことも覚えられなくなり、上司からの叱責を受けることが多くなりました。ある日、予定されていた出張先にヒロトさんは現れず大騒ぎになりました。この時のことを、ヒロトさんは「気づいたときにはまったく見知らぬ土地にいて、どのようにしてその場所に辿りついたのか記憶にない」と話しました。結局職場の勧めで、精神科を受診することになりました。

治療に入ると、ヒロトさんは身体的な不調については非常に詳細に述べる一方で、それらにまつわる感情をまったく表現しませんでした。そして「怒るというのがよくわからないし、そもそも自分は怒ったことがない。上司が怒っていても頭ではわかっているが、ぴんとこないんです」「相手が怒るとむしろ相手の顔の筋肉の動きとかが気になり、じーっと見てしまいます。するとますます相手が怒るんです。だから本当は顔を見ないほうがいいんでしょうけれど、目をそらすと今度はそれで怒られるので困ってしまう」と語りました。また小学校時代はひどいいじめにあったものの、読書や空想に浸ることであまりつらさや苦痛を感じなかったとも話しました。彼の様子や語りから何らかの発達障害が疑われたため、詳しい生育歴の聴取と心理検査が実施されることになりました。

ヒロトさんはその後の経過や検査結果から、解離性障害とアスペルガー障害の両方の診断を受け、それに見合った心理療法と環境調整が開始されました。

アスペルガー障害や高機能自閉症などの中には、発達の問題を指摘されないまま思春期から青年期を通過してしまい、それ以降にさまざまな問題やトラブルが表面化して診断を受けることになるケースも少なくありません。ヒロトさんの場合も幼少時から興味の対象が限定され、集団適応が難しかったものの、それらはあまり目立たず大きなトラブルに発展することもなかったため、これまで発達障害を疑われることもありませんでした。

ヒロトさんが受診するきっかけとなった健忘や遁走のエピソードは、解離性障害の症状と捉えられますが、そこにはアスペルガー障害の一部の人たちが生来持つ解離傾向や空想の豊富さが関係していると考えられます。この解離傾向は外界刺激から身を守るための自己防衛手段でもあり、ヒロトさんの場合もまた、空想に浸ることでいじめなどの外傷的な体験から身を守り、環境に適応してきたといえるのでしょう。しかし今回は職場環境や役割の変化が大きなストレス因となり、これまでのようには仕事をこなすことができず、そのことでさらに周囲から叱責を受けるという事態が加わり、その悪循環から解離症状へと展開していったと思われます。

自閉症と解離の関連でいえば、『自閉症だったわたしへ』を著したドナ・ウィリアムズ(13)

は、自らの体験や心の内を鮮やかに表現しています。「他人の前では、わたしの五感は遮断されて、何も感じることができなかった」「突然わたしの体に恐怖が走った。そしてもはや、心はその場から遠く離れてしまった」「自分の気持ちをうっとりさせてくれるものか、逆に邪魔をしてくるもの以外についてはほとんど執着することがなかったので、突発的に殴られたことなど気にも留めていなかった」など、そこに書かれているドナの体験には、離人症状や解離症状として理解できるものが多くあります。さらにドナには交代人格も存在しており、五歳から二十二歳ごろまでは「キャロル」として生き、ドナ自身は「たんすの中に入ったまま」の状態だったといいます。これが自閉症ではない人に起きる解離性同一性障害のメカニズムと同じ性質のものなのか、あるいは自閉症に特異的なものなのかの判断は難しいところです。

(5) 摂食障害との合併例

解離性障害の人は幼少時から自分の欲求を抑えがちで、手のかからない「いい子」が多いといわれます。そのような病前性格は摂食障害のそれと大変よく似ています。また解離性障害ほどではないものの、摂食障害も幼少期になんらかの外傷体験を有していることが少なくありません。そうしたこともあってか、摂食障害の患者さんの中にも解離性障害の症状が認められることがあります。

拒食症にみられた離人症状の臨床例

❀ シズコさん　女性　大学三年生

シズコさんは、思春期のころから「自分が今、ここにいる」という実感が持てず、また食事をしても満腹感が得られないことに悩むようになりました。著しい体重低下のために医療機関で「拒食症、離人症」と診断されました。しかし継続的な治療にはなかなかつながらず、毎日少量のスープという決まりきった食事を十年以上続け、人と関わらずやせたまま変化のない生活を送っていました。治療者には「何をしていても現実感がなく、目も耳もふさがれているような感じ」「何かがあっても、それが本当にあったのかどうか夢うつつで、思い出そうとしても膜がかかったようにははっきりしない」「自分は他人と違っていて、外の世界はこんなにも賑やかなのに、ひとり音を消したテレビを見ているような虚しさを感じる」などとシズコさんは語ります。シズコさんのお母さんは子どもたちに対して叱咤激励するような関わりを持つことが多く、幼かったシズコさんは自然と自分の気持ちを飲み込むことを繰り返し、徐々に自身の感情や感覚がわからなくなっていったようでした。

過食症状に伴う解離性健忘の臨床例

❁ ユウコさん　女子　高校一年生

ユウコさんは中学生ごろから体型を気にして、太ったりやせたりを繰り返していました。高校生になると、日常生活が困難なほどに著しく体重が減少したにもかかわらず、依然として強いやせ願望を訴え、ボディイメージの障害が認められたため、摂食障害の治療を受け始めました。半年後には十五キロ以上体重が増加しましたが、ユウコさんは「全然食べていないのに、どうして体重が増えるのかわからない！」とまったく納得がいかない様子です。

　お母さんに自宅での様子をたずねてみると、ユウコさんは、夜中にパンやお菓子をコンビニで買ってきて食べているとのことでした。その時に声をかけると返事はあるけれども、翌日再びそれについてたずねるとまったく覚えていないようだ、ということでした。

　そこで治療者はあらためて解離性障害の可能性を頭に置きながら、ユウコさんの話を聞いていくことにしました。すると、実に多彩な症状があることがわかりました。それらは「気づいたらまったく知らない場所にいることがある」「買った覚えがない文房具があったり、書いた覚えのない授業ノートがとってあったりする」「気づいたら何時間も空想している」「夢と現実の区別がつかなくなる」「周囲にいつも霞がかかっていて、ぼやけているように感じる」「どこか自分を客観視しているところがある一方で、自分がここにいるという感覚が怪しくなることがある」「よく知っているはずの場所が、馴染みのない場所のように感じられることがある」「怪我をしてもリストカットしても痛くない」「何かをやろうとしているときに『できないよ、無理だよ』とけなす声が頭の中から聞こえてくることがある」などでした。

ユウコさんに解離体験尺度（注1）（ＤＥＳ：Dissociation Experience Scale）を施行すると、七十七と高得点を示しました。

摂食障害の中でも拒食症（特に嘔吐などのみられない「制限型」の場合）では、「やせ願望」による体重コントロールという強い現実的な執着対象があり、ある意味でそれが強固なひとつのアイデンティティを形成しています。その点で解離性同一性障害の病理とはいくぶん異なっているといえますが、時には離人症的症状が認められることがあります。このことは、拒食症でしばしば指摘されるアレキシサイミア（失感情症）の傾向とも関連があるように思われます。シズコさんは摂食障害発症後、長年にわたり決まった生活パターンを繰り返し、頑固な拒食症状を示していました。それと同時に離人感も強く、いったんその状態に陥ると「やせ願望」の実感さえないようでした。

一方、過食を伴う摂食障害では、強い「やせ願望」を持ちながらも過食することによって、「食べてしまった、コントロールを失ってしまった」という受け入れ難い現実に直面することを迫られることになります。こうしたアイデンティティの揺らぐ体験は非常に強い抑うつ気分を引き起こしかねないため、解離症状が顕在化することがあります。

ユウコさんの場合は元来解離傾向が強かったようですが、治療者ははじめそのことを認識していませんでした。しかし体重増加の原因を探っていくうちに、家族から過食に関する上記のようなエピソードが聞かれ、さらに以前から多彩な解離症状を有していたことが判明しました。

(6) 児童期・思春期の事例

解離という心の働きは幼少時から存在します。この時期にはストレスや外傷による精神的な破綻を回避するための解離が、それ以降の人生に比べてかなり容易に生じます。したがって幼少時に繰り返しストレスや外傷を体験すると、解離が日常的に用いられるようになり、解離性障害の基礎となるような心理状態を形成することになります。その時期には

(注1) バーンスタインとパトナムによって開発された解離性障害のためのスクリーニングテスト。

まだ明白な健忘や交代人格はみられないものの、一時的な解離症状や転換症状は頻繁に生じるようになります。保護者や教員など、子どもに日常的に関わる大人が、この段階で専門的なケアが必要であると判断することが重要です。ただし実際に医療機関を訪れた場合でも、子どもの言語的な表現能力は限られているため、専門家が適切な診断や治療を行うには困難が伴います。

事例①

ユタカくん　男児　小学一年生

七歳のユタカくんは腎臓の病気があり、入院治療が必要なために院内学級に通っていました。ある日先生が教卓の内側に落書きを見つけ、筆跡や内容、目撃者の話からユタカくんが書いたものと思い注意しました。けれどもユタカくんは、落書きをした覚えはないと主張しました。先生はユタカくんが嘘をついているのだと思いました。また病室では、隣のベッドの子のゲームがユタカくんの引き出しの中にありました。お母さんはユタカくんが友達のゲームを盗ったのだと思い叱りつけましたが、これもユタカくんには覚えのないことで、なぜ友達のゲームが自分の引き出しにあるのかわかりませんでした。先生もお母さんも、ユタカくんは入院治療のストレスが原因で悪いことをしたのであり、退院すればそういうことはなくなるだろうと考えました。ところが腎臓の具合が良くなり、退院して小学校に通うようになっても、同じようなことが続きました。小学校の先生もユタカくんが嘘をついていると思い厳しく指導しましたが、状況は改善しませんでした。

事例②

サオリさん　女子　中学二年生

サオリさんは最近通学の途中で、気づいたら自分の知らない駅のホームに立っていてびっくりしたことがありました。カウンセラーが話を聞くと、小学生のころから一日の生活の中で自分が何をしていたか記憶のない時間帯があるようでした。しかしそれを誰にも話したことがなく、何より小さい時からそうだったので、あまり不自然なことだとは思っていなかったそうです。ところが中学生になり活動範囲が広がると、知らない間に買い物をしていたり、ゲームセンターに行ってゲームをしていたり、お金を使うことが多くなりました。親や先生に繰り返し注意されたものの、自分ではどこでどのようにお金を使ってしまったのか本当に覚えておらず困っていました。親も先生もサオリさんが「覚えていない」というのを、「ごまかしている」「嘘をついている」と捉えており、解離性健忘の可能性はまったく考えていませんでした。

事例③

タマエさん　女性　短大一年生

タマエさんはサークル活動には参加できましたが、「大学の門の前で苦しくなる」「教室に入るともっと苦しくなる」と言い、授業には出られずにいました。そのため親から大学を辞めるように厳しく言われて死にたくなり、相談室を訪れました。カウンセラーと話すうちに、小学三年生の時にいじめられ、それから仲の良い友達ができず、いつも一人ぼっちでいたことを思い出しました。そのころに空想の世界で何人か友達ができ、それがだんだん空想なのか現実なのかわからなくなってしまったこと、自分の中にも何人かの自分がいて、今も他人のことを話しているような感覚であることを話しました。そしてタマエさんはカウンセリングを受けることで、想像上の友達《イマジナリーコンパニオン》がいなくなり、自分の中の何人かの自分もいなくなってしまうのではないかという不安を抱いており、それ以上話を続けることをためらいました。

ここに示した三例は、いずれも最初は適応の問題や素行障害として捉えられ、後に解離性障害の診断が明らかになったケースです。ユタカくんやサオリさんのように子どもが健忘症状を訴えた際には、大人の場合に比べて「嘘をついている」「忘れてしまっただけだ」「子どもだから仕方ない」として片づけられることが少なくありません。また子どもは解離症状があっても家庭や学校で保護されていることから、大人ほどには問題が大きく発展せず、タマエさんのようにそのまま見過ごされて成長してしまうこともあります。しかし実のところは子どもだからこそ、その後の健康な発達や適応のために適切な診断や治療的関わりが必要だといえます。

次に紹介するのは、初めは発達障害が疑われた男児の例です。

事例④

❀ ジュンイチくん　男児　小学一年生

ジュンイチくんは小学校に入ってしばらくすると、クラスで急に怒ったりカッとなったりして友達とうまくいかなくなり、カウンセラーのところに相談に来ました。学校では時々教室内を動き回り、急に物を投げる、独り言を言うなどの問題行動がみられ、クラスでは浮いてしまうということでした。ジュンイチくんの話を担任から聞いた当初、カウンセラーは注意欠陥多動性障害などの発達障害を疑っていました。

実際にカウンセラーがジュンイチくんに会ってみると、場を盛り上げようとしておどけるサービス精神の旺盛な様子がうかがえました。またその年齢にしては大人びた周囲に気を遣うかのような態度が、カウンセラーの注意をひきました。時にジュンイチくんは友達とケンカする様子を得意げに語り、「僕の辞書には怖いということばはないんだ！」と威勢よく言い放ち、椅子の上に立ち上がりました。そうかと思えば急に見知らぬ男性に追いかけられた恐怖体験を話すこともありました。またある時は女の子のようなしぐさで歌を歌い始め、ボブという男の子を頭の中に作り出して、変な声で会話することもありました。そしてそれらのふるまいのほとんどをジュンイチくん自身が覚えていないこともわかりました。

このようにクラスでは不思議な目で見られていたジュンイチくんでしたが、家ではきょうだい思いの優しい子でした。生まれつき体に障害がある妹に対しては、ジュンイチくんは不安定なそぶりはまったく見せず、とても優しく献身的に世話をしていました。また仕事や妹の看護に忙しい母親のことを気遣い、家の手伝いにも積極的でした。

カウンセラーは、発達障害というよりは、むしろジュンイチくんが解離症状を示している可能性があるのではないかと考えるようになりました。しかしジュンイチくんは自分の体験をカウンセラーにあまり話したがらず、その症状の詳細はわからないままでした。

ジュンイチくんは当初は発達障害を疑われましたが、学校と家庭での様子が異なり、時と場合により周囲との関わり方も変化することから、発達障害とは言いきれないようでした。学校での不安定さは、家庭で妹やお母さんを気遣っていることへの反動であり、ストレスに由来するものと捉えることができるかもしれません。またジュンイチくん自身が豊かなファンタジーの世界を持ち、さまざまなイマジナリーコンパニオンを心の中に持っていたと考えることもできるでしょう。

（7）解離性障害との鑑別が難しいそのほかの精神障害

産褥期うつ病（?）の過程で一過性にみられた解離症状の臨床例

❁ マユミさん　三十代前半　主婦

数年前から医療機関に通うマユミさんは、うつ病のための薬を飲みながら、心理療法も受けていました。しかし出産を機に死にたい気持ちが高まり、産褥期《さんじょくき》うつ病という診断が追加されました。そんな折、治療者である心理士との面接では、交代人格の出現がみられました。そのきっかけは催眠でした。

ある日マユミさんは「嫌な記憶を消したい。自分じゃない自分がいるみたい。催眠でなんとかしてください」と治療者に訴えたのです。治療者はそのような訴えをマユミさんからそれまで聞いたことがなかったので、不思議な気がしました。しかしとりあえずは催眠が万能ではないことを説明したうえで、軽いリラックス状態への誘導を試みました。そして「何か見えてきたら教えてください」と伝えました。

マユミさん：今、暗い部屋にいます。私は隅に座ってます。
治療者：一人で？
マユミさん：（うなずく）
治療者：何か他に見えますか？
マユミさん：暗くて見えない……うるさい。（突然大きなダミ声に変わった）

治療者：あれ？　ちょっと声が……マユミさん？
マユミ（トモコ）さん：トモコ。
治療者：トモコさん？（と多少混乱しつつ）トモコさんですか？
マユミ（トモコ）さん：そう。
治療者：マユミさんが消したいって言ってたのはトモコさん？
マユミ（トモコ）さん：そう。
治療者：どうして消したいんでしょうね？
マユミ（トモコ）さん：死にたいとか思うから。
治療者：死にたいと思うのは理由がある？
マユミ（トモコ）さん：（首を振る）
治療者：なんとなく？
マユミ（トモコ）さん：うん。ちょっと寂しくなると死にたくなる。夜になると怖い。
治療者：どうしてですか？　暗いから？
マユミ（トモコ）さん：自分が何するかわかんない。

治療者：朝や昼は大丈夫？
マユミ（トモコ）さん：天気がいいとき。
治療者：……は大丈夫？
マユミ（トモコ）さん：うん。
治療者：じゃあ心の中を晴れたイメージにしてみる？
マユミ（トモコ）さん：できない。
治療者：トモコさんはどういうとき楽になるの？
マユミ（トモコ）さん：寝ているとき。

そこで治療者はひとまず、トモコさんにまた寝てもらうことにし、「十数えるといやなことは忘れて、マユミさんになって楽な気分で目が覚めますよ」と伝えました。それから十数えるとマユミさんは目を覚まし、「いやな記憶はまだ少し残っています」と言いました。

このセッションでいくぶんマユミさんの様子は落ち着いたのですが、その後また調子を崩して精神科に緊急入院し、その間心理療法は中断することになりました。半年後にマユミさんから突然電話がかかってきました。「病院では統合失調症といわれ、薬が減らないいんです」ということでした。それから数カ月してようやく退院した後、治療者のもとに戻ってきましたが、トモコさんのことは特に話に出ませんでした。その後マユミさんには解離症状が起きている様子もないため、治療者もあらためて話題にすることなく治療が継続しています。

マユミさんの場合は産褥期うつ病や統合失調症の診断さえも受けましたが、その経過の一部から判断すると、むしろ解離性同一性障害が疑われました。しかしその症状の表れが一時的であったために、診断の混乱を招いた可能性があります。退院した後にあらためて別人格を呼び出す試みをするべきかの判断は、治療者により異なるところでしょう。

まとめ

本章では、解離性障害との鑑別が問題となるさまざまな精神障害について論じました。

解離性障害の症状は、統合失調症や境界性パーソナリティ障害、詐病などにみられる症状に類似しています。臨床場面ではその類似性ゆえに診断に迷う場面もあり、治療過程で診断名が変更されることも起こりえます。たとえば、統合失調症にみられる幻覚症状、境界性パーソナリティ障害にみられる感情の不安定さや衝動性、詐病にみられる嘘や演技を思わせる言動などは、解離性障害の症例に関してもよく報告されます。しかし患者さんの訴えに丁寧に耳を傾け、慎重に経過をたどると、解離性障害の症状と他の精神障害の症状とには微妙な相違点を指摘できる場合があります。

高機能広汎性発達障害でも解離症状を呈することがあり、それは、彼らが本来持つファンタジーへの没頭傾向や幼いころに受けた虐待やいじめなどの体験が関係していると考えられています。また、摂食障害でも拒食時にみられる離人症状や過食時にみられる健忘などは、解離の視点から考えると理解が深まります。

解離性障害について学び、それが新しい視点として加わると、他の診断を持つ患者さんの訴えの中に「これも解離症状のひとつとして考えてよいのだろうか？」と迷う場面が出てくることがあります。他の疾患を持ちながら、あるいは疾患を持っていなくても、一時的に解離状態になることがありうるからです。いずれにしても解離の視点を導入することで、全体のより深い理解が可能になることは間違いありません。

この章では児童期や思春期の症例も提示しました。解離という心の働きは幼少時から存在します。「子どもだから」ということで、症状が見過ごされ、適切な診断や治療を受ける機会が与えられなくなることがないように注意が必要です。

コラム

アドバイザー、コーチとしての心理療法

解離性の症状そのものに著効を示す薬は基本的には存在しないといっていいでしょう。そこで治療手段としては、まずは心理療法やカウンセリングということになります。しかし解離性同一性障害（ＤＩＤ）の患者さんが心理療法を必要に応じて活用できるケースは決して多くありません。その大きな理由としては、料金と頻度の問題があります。

一昔前の専門書には、ＤＩＤの治療には長期にわたって週に二～三セッションが必要である、という記載もみられました。もちろんそれが理想ですが、患者さんへの経済的および時間的な負担を考えると、なかなかそこまで頻繁にセッションを持てないのが現状です。そこで治療者がそうした一般的な治療構造にはあまりとらわれない形として、むしろ患者さんや家族のアドバイザーとしての役割を担いつつ、治療に参加するというやり方が役に立つことがあるのです。

解離性障害の患者さんは日常的に解離を起こし、それがひとつの生活のあり方やコミュニケーションの手段になっていることがしばしばあります。その場合、患者さんが日常生活で誰と長い時間を過ごすのか、あるいは誰の影響を強く受けているのかが、その病状の経過を大きく左右します。

常に虐待や精神的な圧迫を与え続ける人との同居は、解離性障害の治療にとってそれを悪化させる原因になります。酒を飲んではＤＶ（ドメスティック・バイオレンス）を繰り返すパートナーを選んだ患者さんなどは、その例といえるでしょう。逆に患者さんが自分の気持ちを安心して表現できる人に巡り合い、生活を共にすることで、心の中で分断され抑圧されていた部分に少しずつ気づくことができ、パーソナリティ全体が予想以上にまとまりを帯びることがあります。ある意味では、治療という専門家の介入以上に生活そのものが治療的な機会となりうるということなのです。ＤＩＤの患者さんが幸運にもそのようなパートナーを得た場合には、徐々に癒され、解離症状も影を潜めていくという経過をたどります。

しかしそのような場合でも、患者さんとパートナーはさまざまな苦労を共に体験し、解離症状に関する疑問を持つでしょうし、自分たちの生活についてのアドバイスを与えてくれたり、時には欲求不満のはけ口になってくれるような人が必要です。「パートナーとして、子どもの人格をどこまで受け入れるべきか」とか「時々暴力的な人格が出てくるが、どのように対処したらよいのか？」といった疑問は、パートナーの方から頻繁に受ける質問です。

もちろん患者さんの中には、このような治療者的なパートナーに巡り合うこともできず、孤独のうちに病と闘いながら年を重ねる人もいます。その場合にも治療者がコーチングの役割を担うことはできますが、この場合はむしろ可能な限り、週に一回程度の個人療法を提供することを優先させるべきでしょう。

アドバイザーやコーチとして治療者が役割を担う場合は、患者さん個人と、あるいはパートナーと同伴で、あるいは時にはパートナーのみなどと、あまり構造にとらわれずに患者さんの生活状況に合わせる形で月に一、二回のセッションを持つことが勧められます。緊急の電話対応なども必要とされる場合が多いでしょうから、そのようなときには相談にのるようにします。こうした機会に、全体的な方針についての示唆を与えることで、十分な治療的役割を発揮することもあります。そのような治療者の在り方は、本来の治療的態度からは外れるという印象を与えるかもしれません。しかしアドバイザーとしての治療者もまた、患者さんが安心して心を預け、対話を通してさまざまな側面を表現できるような人であるべきことにかわりはないのです。

精神分析的な手法を学んだ心理療法家の場合でも、構造に従って患者さんとのセッションを設け、共感や解釈を与えることのみがその役割ではありません。アドバイザーとして、あるいはコーチとしてそこに居続け、全体を統率する役割を担い、その中でいわばコーディネーターとしてふるまうためには、心理療法に精通する以上に解離を理解し、経験を有している必要があります。そしてそういった治療者のふるまいそのものが、内的なコーディネーターを失っている患者さんにとってのモデリングともなりうるのです。

ただしそのためには、治療者はより広く解離性障害に関する知識や臨床経験を蓄える必要があるでしょう。アドバイザーとしての役割は、個人療法家としての十分な資質の上に成り立つといえるのです。解離性障害の治療では、さまざまに危機的な状況が突如として訪れる可能性が高いので、患者さんの心理的達成を首を長くして待つだけではなく、危機を脱するために早めに助言をし、具体的な援助を行う必要が生じることもまたあるでしょう。（K・O）

医学生

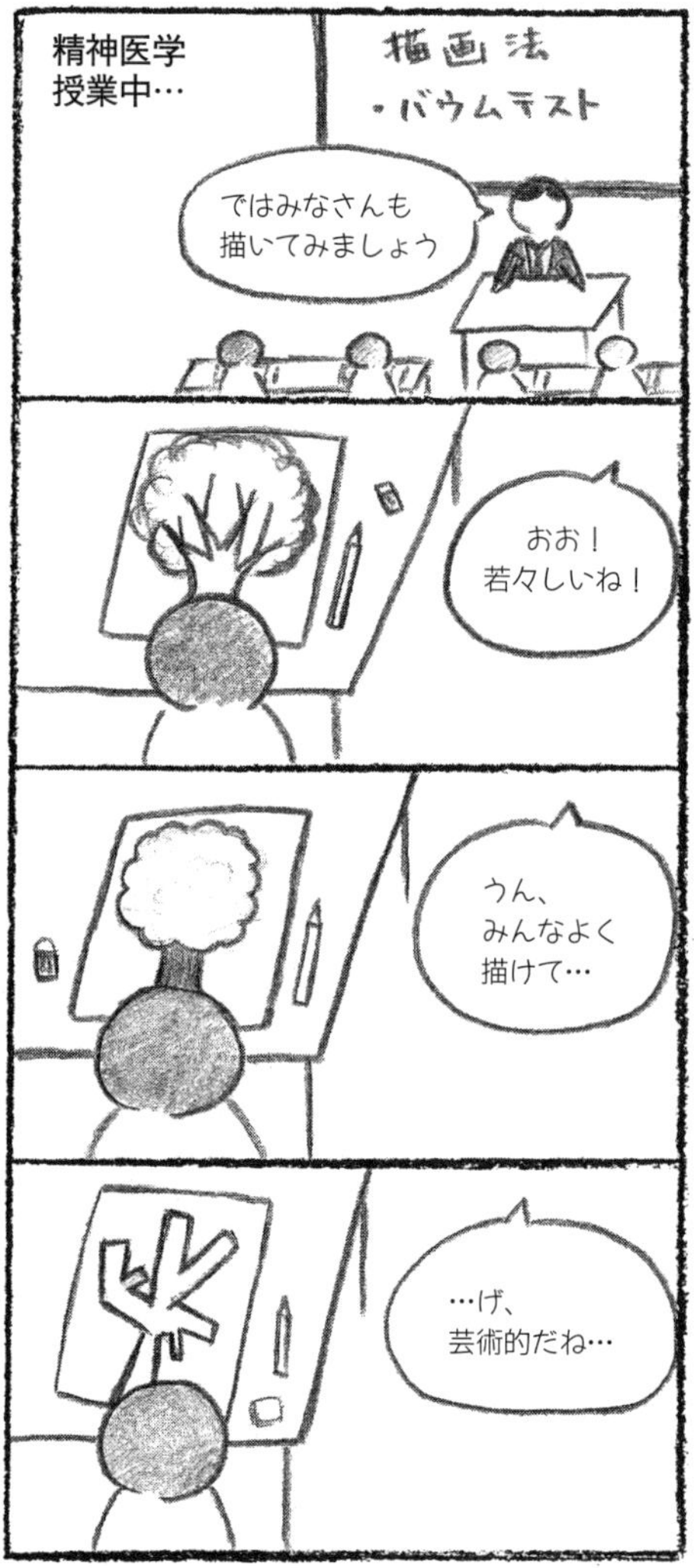
精神医学
授業中…
描画法
・バウムテスト
ではみなさんも
描いてみましょう
おお！
若々しいね！
うん、
みんなよく
描けて…
…げ、
芸術的だね…

ちょっとちがう①

もう学校やだー！
オレいくじ休暇とりたい！
アスペルガーのYくん
なぜいくじ休暇？
いくじ休暇は
いくじする人が
そのためにとる
休暇だよ？
?
SC
オレいくじなしだから
いくじなし休暇とりたい！
あはは…うまい！
でもムリなんだなー
SC
なんでー
なんでー

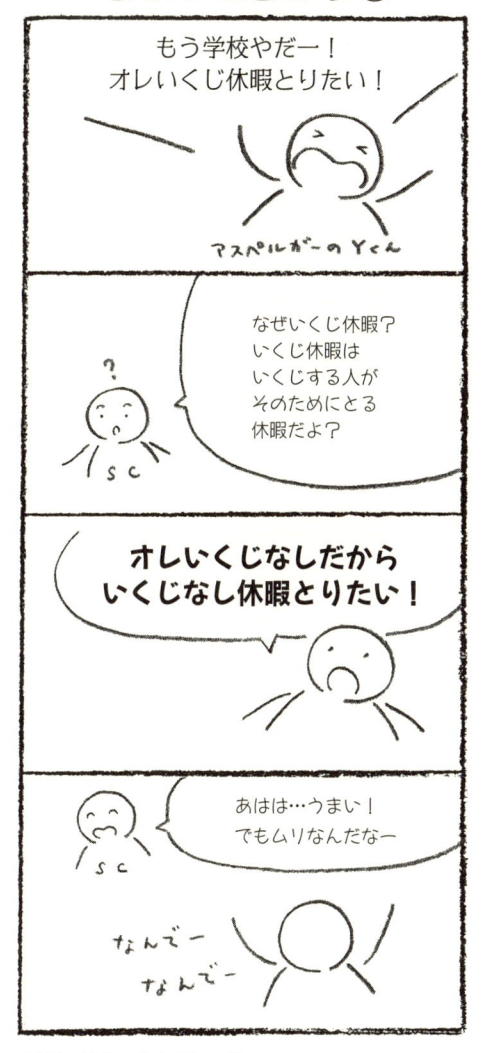

＊SC…スクールカウンセラー。

ちょっとちがう②

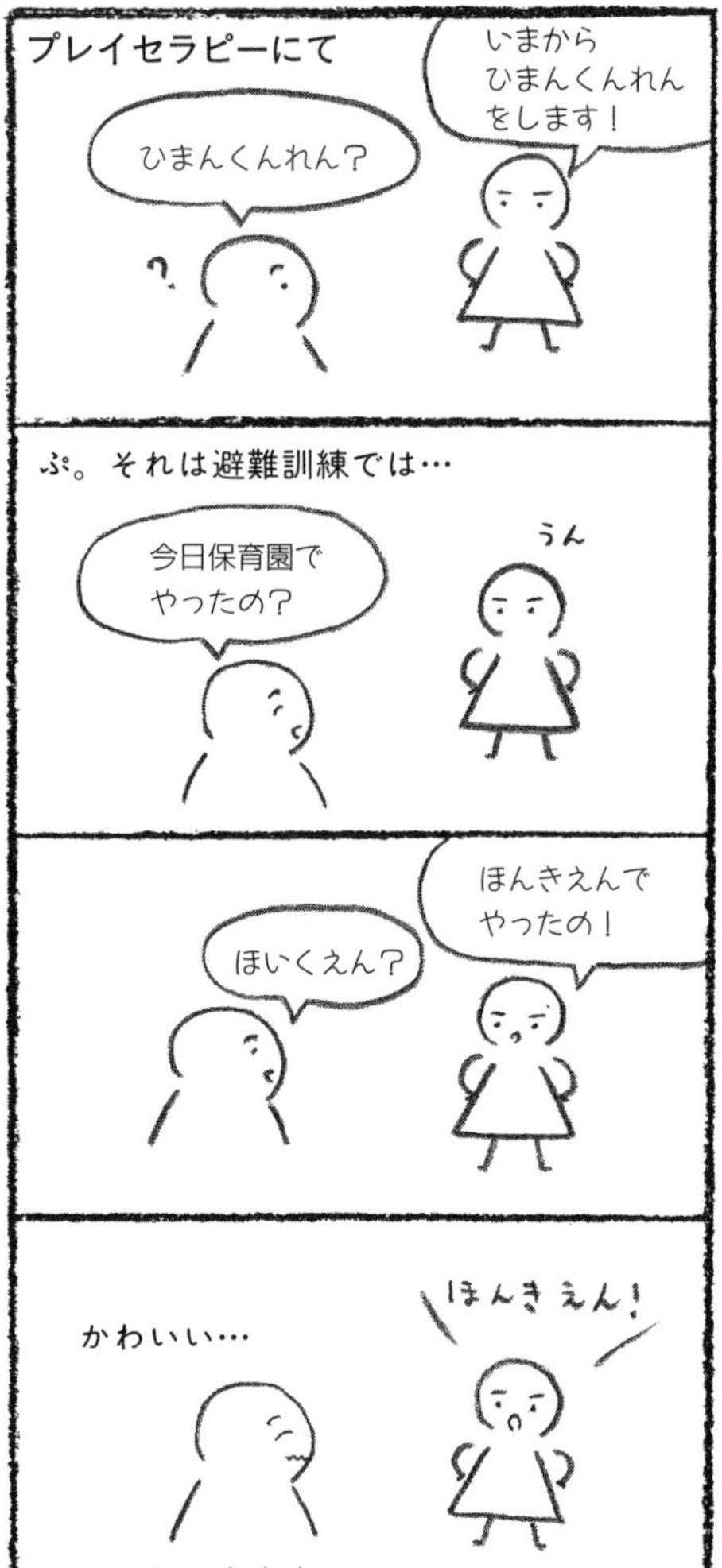
プレイセラピーにて
いまから
ひまんくんれん
をします！
ひまんくんれん？
ぷ。それは避難訓練では…
今日保育園で
やったの？
うん
ほんきえんで
やったの！
ほいくえん？
かわいい…
ほんきえん！
ぷ。くくく…

第五章
なぜ解離性障害が生じるのか

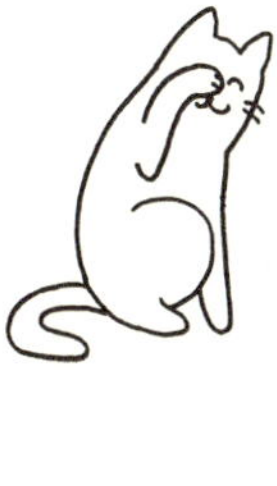

本章では「なぜ解離性障害が生じるのか」という問題について考えます。

すでに第一章でも紹介したように、解離現象は健康な人にも起こりうるものです。私たちの大部分は、解離傾向、すなわち解離を引き起こすような脳の機能を備えているということになります。ただしすべての人が深刻な解離、すなわち解離性障害を発症するわけではありません。また健忘を伴うような解離については、それが軽度であっても誰にでも起きうるわけではないという研究もあります。

ここの部分は少しわかりにくいかもしれませんが、比較的重要ですのでもう少し詳しく説明します。私たちがひとことで「解離傾向」といっても、それは実はいろいろな要素から成り立っています。第一章で紹介した没頭、健忘、離人の三要素などは、その代表です。何かに没頭して時間の経過を忘れる人はそれだけ解離を起こしやすく、自分の行動を後から思い出せないのも、あるいは自分の存在や現実世界が実感を伴って感じられないという体験も解離の一種です。さらには被暗示性（暗示にかかりやすい性質）も、また催眠にかかりやすい性質も解離傾向と同等のものと考えられています。どれも健康な場合にも起きることがありますが、この中で「自分の行動を後から思い出せない」という健忘の要素については、それが深刻な形で起きる人は一部に限られているのではないか、そして病的な解離を起こす可能性のある人は、主としてそれらの人々に限定されるのではないか、というのが最近の解離の専門家の間で主流の意見になりつつあるのです。

では病的な解離である解離性障害は、どのようにして発症するのでしょうか？　これについては、他の多くの精神障害と同様、いわゆる「多因子説」が提唱されています。つまりたくさんの原因があり、その総合的な結果として解離性障害が生じるという説です。たとえば生まれつきの解離の起こしやすさ（解離傾向）や過去の外傷性ストレスの体験、社会環境やマスメディアの影響、それ以外の偶発的な因子が複雑に絡み合って病的な解離が生じるのです。ただしこのような説明からおわかりのとおり、「多因子説」は言い換えれば「原因がよくわからない」ということにもなります。

このうち生まれつきの解離傾向については、三要素である「没頭、健忘、離人」を起こしやすい性質や「被暗示性」、そして催眠にかかりやすい傾向などが考えられることについてはすでに述べました。また過去の経験については、特に外傷的な体験や保護的環境の欠如などが重要な意味を持つといわれます。

では、このうち外傷性のストレスとはどのようなものか、とりわけ最も深刻な解離性障害である解離性同一性障害を生むような外傷とはどのようなものか、という問題から考えましょう。従来その中で最も重要視されてきたのが、以下に述べる性的な外傷です。

(1) 性的外傷

解離性障害に関する関心が高まってきた一九七〇年代ごろから、欧米で多くの臨床家が異口同音に唱え始めたことがあります。それは患者さんが幼少時に受けた性的および身体的虐待が、解離を引き起こす外傷要因として最も重要であるということです。特に解離性同一性障害の場合には、患者さんたちはそのような外傷をほぼ例外なく体験しているという主張さえもなされました。実際にわが国で出会う解離性同一性障害の患者さんたちに話を聞いても、確かにそれに該当する方がかなりの数でみられます。まずはそれらのうちから、ひとつの臨床例を見てみましょう。

家族内の性的虐待による臨床例

❀ ミズホさん　二十代前半　女性

ミズホさんは素敵な両親とかわいい妹に囲まれて、周囲からは誰もが羨むお嬢様のように見られていました。学校では勉強もよく出来て、悩みなどないかのようでした。しかし実際には両親が喧嘩ばかりしていて、時にイライラした気分を子どもにぶつけるなど家庭内にはいろいろな問題がありました。ただ家の中で起きていることは秘密にしなくてはいけないと感じていたミズホさんは、それを外で話すようなことはしませんでした。

そして忌まわしい出来事が、ある時始まりました。ミズホさんが小学六年生になったばかりのある夜のこと、突然、夜中にお父さんがミズホさんの部屋にやってきました。お父さんは「いい子だね、誰にも言ってはいけないよ」と言いながら、ミズホさんのベッドに入り、ミズホさんの下半身に触れてきました。何が起きているのか理解できず、されるがままの状態で、ミズホさんはただ恐怖に固まるばかりでした。こうした悪夢のような出来事は、数年後に両親が離婚してお父さんが家を出て行くまで繰り返されました。その間ミズホさんは、お母さんにも誰にもそのことを相談することができませんでした。自分がとても悪いことをしていると感じていたからです。

その後どういうわけか、ミズホさんはしばらくこの出来事を忘れていました。そして熱心に勉学に励んで希望の専門職に就き、充実した毎日を送り始めたころから、時々日常の記憶をなくすようになりました。自分の書いた覚えのないメモ、いつのまにか出来ているリストカットの痕……。また付き合い始めた彼から、「ミズホは時々まるで別人になったように、ドスの利いた男言葉を使ってガニ股で歩いたり、赤ちゃん言葉をつかってぼくに甘えてきたりするよね」と言われました。ところが、ミズホさんにはその間の記憶がまったくありませんでした。そのうち仕事がとても多忙になり、心身ともに非常に疲労していたある日、ミズホさんは忘れていた父とのあの出来事を、突然ありありと思い出しました。それは、はっきりとした映像、音、臭いなどの感覚を伴ったものでした。混乱し、仕事や日常生活に支障をきたすようになったミズホさんは、心配した彼に勧められて精神科を受診することにしました。

本来自分を守ってくれるはずの家族からのこうした仕打ちは、言うまでもなく子どもにとって、非常に大きな心の傷になります。幼児期に愛着対象と安定した関係を築けないと自己という感覚の発達は妨げられ、その後の対人関係にも深刻な影響を与えます。さらに悲惨なことに、虐待の被害者は加害者を責めるのではなく、しばしば自分自身にこうした出来事の原因があったのではないかと考え、誰にも打ち明けられずに苦しむことも少なくないのです。その間にも虐待は繰り返され、ますます精神的な傷が深まるという悪循環が生じます。

この「誰にも打ち明けられない」という点に特に注目してください。虐待がさまざまな形で精神に影響を与えるとしても、それが解離の病理を引き起こす際は、ほぼ確実に、この「人には話せない」というプロセスが関係しています。人に話せないからこそ、自分の中にそれを溜め込み、それと会話をし、それが独立した人格を形成するようになるわけです。

「誰にも打ち明けられない」理由はさまざまであり、それを人に話すのが恥ずかしい、自責の念に駆られている、あるいは口止めされている、それにより誰かが刑罰の対象になる、などがその典型といえます。

ミズホさんも、父親との間にあった出来事について誰にも打ち明けられずにいました。そして、解離という防衛機制を使って苦痛を伴う体験を切り離し、強迫的に学業に打ち込むことで、一時的に心の安定を得ていたと考えられます。しかし、就職して一定の達成を得たことによって強迫防衛が緩んだためか、あるいは新たな生活のストレスが心の処理できる容量をはるかに超えたためか、解離されたはずの過去の記憶が、容赦なく侵入的に襲いかかるようになったのでした。

思春期の性的外傷体験による臨床例

❀ ミツヨさん　女性　大学二年生

ミツヨさんは漠然とした不安感と不眠を訴えて精神科を受診しました。心理療法の中で、「高校生くらいのころから、なんだかみんなと距離があるような、何をしていても現実感がないようなそんな感覚があった」と離人感についての苦しさを語り、さらに「ずっと自分は本当は男だと思ってきた」とセクシャリティについてもあいまいな感覚を持ち続けていたことを打ち明けました。さらに話を重ねていくと、「女性である自分を否定したいのかも……」という考えに至り、ある出来事を思い出しました。

「もしかしたら、あのことが関係しているのかもしれません」

それは、ミツヨさんが中学生になったばかりのころでした。普段はあまり顔を合わせたことのない親戚のおじさんから電話があり、たまたま家族が皆留守であることがわかると、おじさんはミツヨさんに「インポテンツで悩んでいるんだよ。インポテンツって知ってるかい？」「ミツヨちゃんを思い浮かべながら、毎日勃起するよう頑張ってみるよ」などと性的な話を一方的にしてきたのです。ミツヨさんが呆然とし、何も言えずにいると、おじさんはさらにその内容をエスカレートさせました。そして最後には「おじさんがこんなことを話してたなんて誰にも言っちゃいけないよ、二人だけの秘密だよ」と無理やり約束させられ、電話は切られました。

なんとも言えないいやな感覚だけが残り、ミツヨさんは、すぐにはこの出来事を誰にも話すことができませんでした。一年くらいたって、ようやく母親に打ち明けたのですが、「あのおじさんがそんなことをするはずがない」と信じてもらえませんでした。それどころか、「おかしな話をするもんじゃありません！」と逆に強く怒られてしまいました。ミツヨさんは勇気を振り絞って話したのに、信じてもらえなかったことがとてもショックでした。そのことを泣きながら治療者に話してから、ミツヨさんの離人感は少しずつ改善していきました。

幼児期の性的虐待ばかりでなく、中学生、高校生になってからの性的被害が外傷体験となって、解離を引き起こす場合もあります。この年頃は、第二次性徴により女性としての魅力を放つようになってもそのことには無自覚で、心理的にもまだ未成熟であるために、痴漢や性的いやがらせの被害などを無防備に受けてしまうことも少なくありません。また、外的には明らかな性的被害に見えなくても、性的ニュアンスを感じさせる接触や言葉などが深刻な外傷となりやすい年代でもあります。ただし幼少時の性的外傷とは異なり、この時期に端を発する外傷体験が、解離性同一性障害にみられるような交代人格の成立にまでいたることは少ないようです。

ミツヨさんの例について考えましょう。親戚のおじさんとの間であった出来事を治療者との間で整理するに従って症状が改善していったことを考えると、ミツヨさんに生じていた離人感は、中学生の時に受けた電話による性被害が関係していた可能性があります。このような性被害そのものが外傷体験といえますが、そうした被害を受けたときに、親をはじめとする周囲の大人が、その被害者に対してどのように対応したかということが、障害の形成に大きく影響します。

ミツヨさんにとって、おじさんからの電話は記憶の中から排除してしまいたいような非常に不快な体験であったことは間違いありません。しかしそれ以上に、そのことを勇気を出して母親に打ち明けたにもかかわらず信じてもらえなかったことが、心の傷つきを深めた可能性があります。だからこそその記憶を心に溜め込み、解離の病理が深刻となったのでしょう。あの時母親にしっかり受け止められていたならば、ミツヨさんの症状の発展はなかったかもしれません。

(2) 身体的虐待

身体的虐待は性的虐待と同様、解離性障害と深い因果関係があるとされています。次に示すのは、子どもの時に身体的虐待を受けていた臨床例です。

臨床例

ユウジさん　二十代前半　男性　アルバイト

ユウジさんが生まれる前から、父親はアルコール依存症、母親はうつ病を患っていました。両親は子育てには熱心でしたが、父親はしつけだと言ってはユウジさんに手をあげることがよくありました。ユウジさんが三歳になったころ、父親のアルコール依存症が悪化し、ユウジさんに対する父親の暴力は日常化していきました。一方の母親もうつ病が深刻になり、入退院を繰り返す日々でした。つまり周囲には幼いユウジさんを保護してくれるような大人が一人もいなかったのです。

慢性的に暴力にさらされていたユウジさんは、「これは自分の体に起こっている出来事ではない」「何も感じない、何も感じない」と「自己催眠」を行ってこうした苦痛から自分を守ることを考えつきました。そのように唱えていると、本当に心身の痛みを感じなくなるような気がして、ユウジさんはこの自己催眠を習慣化させていきました。不幸なことに、思春期から青年期に及んでも不安定な家庭環境は変わらず、次第に感覚や記憶のない時間が増えていき、ユウジさんは最終的には解離性障害と診断されることになりました。

子どもへの虐待は加害者が親や近親者であることが多いため、継続して深刻な外傷体験にさらされていても、その環境から逃げ出すことができないのが普通です。虐待者に対して怒りを表現することでさらに虐待されてしまうのではないかと危惧するのは、むしろ当然といえます。また多くの子どもたちにとって親は同時に愛着の対象でもあり、その愛着そのものを断ち切ることも困難です。したがって子どもは両価的な感情を表現できずに心の中に保ち続けなくてはならず、その構造が解離を促進すると考えられています。

この意味で解離性障害は、まさに患者さんが周囲の環境に適応して生き抜いてゆくための手段であることがわかります。治療者は、解離性障害の各々の人格状態はそれぞれの機能を持っており、患者さんを支えている部分もあるのだということを十分理解しながら治療を行う必要があります。

ところでここに紹介したユウジさんは、自分を守るために自己催眠という方策を考え出し、痛みの軽減に成功しました。ユウジさんは通常よりも解離を起こしやすい子どもだった可能性があります。性的、身体的虐待を受けることは、病的な解離の発症リスクを高めはするものの、そうした体験を有するすべての人が発症するわけではありません。外傷となるような体験に加え、個人が持つ生来の解離傾向の大きさ、そしてその外傷を癒す環境の欠如が発症に深く影響しているという認識は重要です。

(3) ネグレクト

外傷はさまざまな観点から分類することが可能です。岡野(4)は、性的、身体的虐待のように圧倒的な刺激に過剰にさらされることによる外傷を「陽性外傷」とし、一方で、無視されたり養育を放棄されたりするような刺激の過少による外傷を「陰性外傷」として分類しています。この「陰性外傷」、すなわちネグレクトが解離性症状の発症に関係している場合もあります。そのような環境では、子どもの自己表現の機会が極端なまでに奪われてしまっているからです。

事例

❀ ミギワさん　女子　高校一年生

ミギワさんが小学校へ入学するころに、彼女の両親は離婚しました。ミギワさんと兄、弟は父親に引き取られました。しかし父親には抑うつの傾向があり、なかなか定職に就けなかったので、高齢の祖父母と同居し経済的援助を受けながら生活していました。父親は時折苛立ち、子どもたちに手を上げることもありました。家族の誰もが余裕のない状態だったため、幼いミギワさんはとりわけ寂しい毎日を送っていました。

数年後、父親が再婚し、新たな生活が始まりました。新しい母親は幼い弟の面倒をよくみてやり、家族にとって良い母親になろうと一生懸命でした。父親のうつに対しても医療機関の受診を勧め、いつも付き添って通院しました。しかし母親は弟や父親、高齢の祖父母の世話で手一杯で、いつもひとりでおとなしく過ごし手の掛からないミギワさんを気にしながらも、何もしてやれずにいました。

新しい生活が始まってからしばらくして、ミギワさんは時々、自分がやったはずのことを覚えておらず、夢と現実の区別がつかなくなることがありました。さらに中学入学後、部活の人間関係につまずき、勉強についていけなくなってからは、一層それらが頻繁に生じるようになりました。けれどもミギワさんはそのことをまったく覚えていませんでした。このようなミギワさんの様子を心配した母親は、担任の紹介でスクールカウンセラーに相談することにしました。

ネグレクトとは、親が保護者として行わなければならない養育を怠った結果、子どもの正常な心身の発達が妨げられることをいいます。ミギワさんの場合は、積極的なネグレクトを受けたわけではありませんでしたが、両親の離婚、父親の抑うつ傾向、経済的問題、年下の兄弟の存在などが要因となって、結果的に十分な養育的関わりが得られないままに成長しました。時には父親が手を上げることもあったようですが、それよりも十分に自分の気持ちを表現する場を得られなかったことのほうが、ミギワさんにとってはより外傷的で、解離性障害の発症に影響を与えた可能性があります。

症状が表れたのは残念なことですが、これをきっかけとして母親がミギワさんに関心を向け、養育的関わりを増やしていくことになれば、ミギワさんはこれまで得られなかった安心感を体験できるかもしれません。そうすればこれ以上症状を悪化させることなく、ひいてはこれまでの傷つきを和らげることにもなるでしょう。

（4）大きな理由が見当たらない場合

これまで見てきたように、解離性障害の患者さんは、なんらかの外傷を体験していることが多く、通常は治療者もこれらの可能性を考えながら面接を進めていきます。しかし患者さんからいろいろな話題が出されても、なかには解離性障害につながるような外傷体験が報告されない場合があります。

次の事例を見てみましょう。

事例

❁ マリアさん　二十代後半　女性　事務職

高校を卒業後、事務員として働いていたマリアさんは、数年前から希死念慮を抱き、リストカットや大量服薬などの衝動的な行為を繰り返していました。精神科へ通ってはいたのですが、安定した治療関係をなかなか築けずにいました。やがてマリアさんに恋人ができ、その恋人と同居するようになったころから、本来のマリアさんとはまったく異なる五歳の女の子の人格が現れ、恋人に甘えるようになりました。他にも、しっかり者の人格、買い物好きの派手な人格、暴力的な人格など、いろいろな人格が登場し、彼と一緒の時ばかりではなく治療場面でも現れるようになりました。このことから、治療者はマリアさんに何らかの外傷体験があるのではないかと考え、慎重に面接を進めました。しかしマリアさんは、性的、身体的虐待を受けた経験もなく、深刻ないじめやストレスフルな親子関係についても、まったく思い当たることがないといいます。そして、「自分にとってこれまでの一番のストレスは受験勉強だった」と話すのですが、具体的な話を聞いてもそれほど深刻な体験は語られず、治療者にはそれが特別外傷的な出来事であるようには思えませんでした。

マリアさんの話からは、解離性障害を誘発するような外傷的な体験が何であったかを特定することができませんでした。こうした事例では、以下のようなことが考えられます。

ひとつには何らかの外傷体験があったとしても、その記憶自体が解離されているという可能性です。その場合、治療がうまく進めばその記憶は何らかの形で治療場面に登場してくることがあります。その意味では、「未だ語られていない外傷体験」の存在する可能性を、治療者は常に考えておく必要があります。ただし、外傷体験を語ることには強い痛みを伴うことが多く、それに対してさまざまな抵抗が生じうることも忘れてはなりません。本章のはじめに性的、身体的虐待を受けた事例で見てきたように、虐待が行われるとき、「これを誰かに話したならば、大変なことになる」という恐怖感が、虐待者によってしばしば植え付けられることがあります。また被虐待者自身が「自分が悪いのだからこのような扱いを受けても仕方がない」と誤った罪悪感を抱いていたり、虐待体験を極端に恥ずかしいと思っていたりする場合もあります。このような条件の下で、被虐待体験について語ることは簡単なことではないのです。

さらにもうひとつ、一般的には外傷体験と考えられない出来事が、ある人にとっては外傷体験となりうるという視点も重要です。ある出来事がどのように体験され、どのように心にダメージを与えるのかというのは主観的な問題だからです。たとえばマリアさんにとっては、受験のストレスも一般的に想像される以上のストレスだった可能性があります。

発症の原因を考えるにあたっては、本人の脆弱性《ぜいじゃくせい》や感受性なども含めて何が影響しているのかを総合的に判断しなくてはなりません。

(5) 関係性のストレス

現在では、解離を引き起こすような外傷体験の考え方が随分と変化してきました。一部の専門家により、明白な外傷体験を幼少時に持たない場合でも解離性障害が形成される可能性が指摘されています。岡野[5]は、母親と同居している娘が幼少期から成人期までさまざまなストレスを抱えている日本特有の現象に着目し、それを欧米の症例に典型的な形で見出される性的、身体的虐待との比較で、「関係性のストレス（relational stress）」と呼んでいます。

この「関係性のストレス」とはいわゆる「対人関係の外傷」とは異なります。この「対人関係の外傷」は最近欧米で用いられている“interpersonal trauma”の日本語訳で、性的、身体的虐待など、人から人に直接明白な形で与えられた外傷の総称です。一方「関係性のストレス」は極めて個別的、主観的で、客観的には見極められにくいものとされています。このような関係において、娘が自分自身の気持ちや考えを母親に向かって自由に表現できず、それらを自分の心の底に隔離し、いわば偽りの自己を保ち続けるために、解離性の病理が促進されると考えられます。ではどのような関係性が解離を引き起こすストレスになりうるのか、臨床例を見ながら考えていきましょう。

臨床例①

❀ノエルさん　二十代前半　女性

ノエルさんは就職と恋愛のストレスが契機となって摂食障害を発症し、医療機関を受診しました。同じころ友人の指摘で、自分の中にノンタンという小さい女の子（交代人格）がいることに初めて気づきました。治療経過の中で明らかになったのは、以下のようなことでした。

ノエルさんは優しい両親のもとに生まれたのですが、ノエルさんが三歳の時に弟が生まれると、母親は弟の世話で忙しくなり、これまでのようにはノエルさんをかまってくれなくなりました。その時からノエルさんは父親っ子になりました。しかし父親は気分屋で、ノエルさんを「猫っかわいがり」してベタベタと接する反面、ちょっとしたことで激しく叱りつけ、「もう俺の子ではない」と見捨てるような言葉をかけることがしばしばありました。母親は父親の機嫌をとるようにノエルさんを差し向け、父親を怒らせると、ノエルさんは母親からも責められました。そのためノエルさんは父親の意に沿うようないい子であろうといつも必死でした。

しかし思春期になり、ノエルさんが父親からのベタベタした関わりを拒絶するようになると、父親と激しく対立し母親との関係も悪化しました。こうして家庭内での居場所を失ったノエルさんは「自分が自分であるという実感がない」「外の世界から切り離されている」という感覚をそのころから体験するようになったのです。

臨床例②

オリエさん　女性　短大一年生

第二章にも出てきたオリエさんです。恋愛関係のストレスから幻聴、幻視を生じて受診し、解離性障害と診断されました。彼女が幼少のころから、年の離れた姉の家庭内暴力や引きこもりのために家の中は殺伐としており、安心できる居場所ではありませんでした。母親は姉への対処で手一杯で、オリエさんに対しては常に手のかからない「いい子」でいるよう要求しました。父親は仕事が忙しく不在がちで、家庭内のことはすべて母親任せでした。そのためオリエさんは母親の要求に応え、反抗することもなく中学校まで優等生として生活してきました。しかし本当の家族といえる人は誰もいない、と常に感じていたそうです。ある時、自分の身体的特徴を友人にからかわれて深く傷つき、クラスでひどいいじめにあうという出来事が起きました。しかしオリエさんはそれを誰にも話さずにひとりで抱え続けていました。

臨床例③

❀ アサギさん　女子　高校二年生

アサギさんは、高校生になって自分の中に何人かの交代人格があることに気づき、彼らの勝手な行動に困って、相談機関を訪れました。小学校のころから体外離脱体験もありました。アサギさんの両親は共に編集者で別々の出版社に勤務しており、それぞれに愛人がいました。両親は家を空けることが多く、幼いころから家庭内はいつもよそよそしい雰囲気でした。けれども両親は一人っ子のアサギさんの教育にはとても熱心で、その面では彼女に積極的に関わっていました。そのためアサギさんも両親の間を取り持つように過剰に明るくふるまい、一生懸命に勉強しました。またアサギさんは文章を書くことが好きだったので、そのことを編集者である両親との唯一のつながりのように感じて努力していました。しかしある時両親に自分が書いたものを厳しく批判され、最後の絆も断たれてしまったと感じました。アサギさんは自分の居場所を求め、空虚感を埋めようと、援助交際を始めたのでした。

ノエルさん、オリエさん、アサギさんの三人には、明白な被虐待体験は認められません。しかし解離症状の表れた背景には、親の期待に応え続けることを強いられるという親子関係があったようです。三人が共通して感じていたのは、そのようにしなければ自分の居場所を失うのではないか、という不安でした。

解離を引き起こしやすい幼少時から長期にわたりこのような親子関係の中で過ごすことは、解離傾性を高め、将来の解離性障害の発症の下地を形成する可能性があります。三人の場合も居場所を失わないために必死の努力をしてきたにもかかわらず、最終的に家庭にも学校にもどこにも安心できる居場所がないと強く感じたときに、解離性障害の症状が表れたようでした。

臨床例④

アキコさん　女子　高校一年生

アキコさんは幼いころから若干神経質なところがあり、なかなか仲の良い友人を作ることができませんでした。中学に入ってようやく何でも話せる親友ができたのですが、しばらくするとその友人は「アキコはなんでも私の真似をするから気持ち悪い」といって離れていき、さらにクラスメートたちからもよそよそしくされるようになってしまいました。そのころから、通学途中の電車や学校で意識を失い、頻繁に倒れるようになり、アキコさんは不登校になりました。もともと成績は良かったのでなんとか高校には進学したものの、その後も覚えのないメールを知人に送っていたり、学校で幼児のようなふるまいをして皆を驚かせたりと、アキコさんの記憶にはない困ったことが繰り返し生じ、高校へも通えなくなって精神科を受診することになったのでした。

母親は診察に必ず付き添い、治療にも熱心で、娘であるアキコさんのことを非常に心配していました。幼少期の性的、身体的外傷体験などの報告はなく、家族関係も良好で、当初は親友の裏切りやいじめに苦しんできたとアキコさんは語っていました。ところが治療が進むにつれて「いつも家族の仲裁役をさせられてきた」「母親に期待されるから、無理をして一生懸命勉強してきた」「進学先でもクラブ活動でも母親は『好きに選びなさい』と言いながら、『これがいいわよね』と最後は自分の意見を押し付けてきた」と母親への不満を語り始め、さらには「母親がもっと私の気持ちを読み取って行動してくれていたら、こんなふうにはならなかった。憎しみすら感じる」と怒りを露わにするようになりました。そんな激しい怒りを口にしながらも、アキコさんは夜になると添い寝を求めるなど、母親にとても依存しているのでした。

アキコさんの場合、親友との関わりや学校でのいじめが発症の引き金になったようですが、それ以上に苦しさの原因として訴えたのは、母親の過度な期待から来るストレスでした。アキコさんが言うように、確かに母親は「こうあってほしい」という理想をアキコさんに押し付けてきた部分があったようでした。しかしアキコさん自身も母親に精神的に依存し、母親の期待を敏感かつ過剰に読み取り、それに応えようとしてきたようです。また自分がここまで努力しているのだから、母親もその気持ちを読み取って満たそうと努力するべきだ、とも考えているようです。このように一見良好な家族関係の中に、相互依存的でストレスフルな関係性が潜み、解離性障害の発症に影響を及ぼしている場合もあります。

臨床例⑤

❀ハナさん　三十代前半　主婦

ハナさん夫婦は穏やかで幸せな日々を送っていましたが、結婚して半年ほどたったころ、ハナさんに過呼吸発作が生じるようになりました。夫が出勤したあとに、ハナさんは動悸、胸苦しさを感じ、パニック発作を起こすのです。それを知った夫はすぐにハナさんに精神科クリニックの受診を勧めました。さらに、夫はハナさんの調子の悪いときには家事を一手に引き受け、ハナさんがゆっくり暮らせるように支えてきました。

夫はどうしてハナさんが急にこのような不調にとらわれてしまったのか、まったく理由がわかりませんでした。ハナさんの異変は過呼吸ばかりではなく、真夜中に突然起きだし外に出ていってしまったり、息苦しさを訴え苦しんでいるうちに六歳の女の子になってしまったりと、他にもいろいろとありました。どちらの出来事もハナさんはまったく覚えていません。そのうちに夫は、ハナさんが母親に会わなくてはならない用事があると、その前の晩の真夜中に様子がおかしくなることに気づきました。そしてハナさんの妹が近々結婚して実家を出ることになり、一人暮らしになる母親から同居を求められていたことを知りました。

ハナさんの両親は、彼女が小学生のころ離婚しています。その原因は父親の酒癖にありました。生活費にも困窮し、両親はいつも喧嘩ばかりで、幼いハナさんがひとりで留守番をしていたときに借金取りが訪ねてきて、怖くて心細い思いをしたこともありました。父親の酒癖の悪さには「母親の性格がきつく、自分の感情をストレートに外に出してしまいやすい」という事情も関係していたようです。ハナさんの父親が酒に溺れたのには、妻からあたたかい愛情をもらえないという実状も影響していました。またハナさん自身も子どものころには、母親に何を言っても怒られ批判されるのではないかと思い、自分の気持ちを素直に表現できなかったのです。

ハナさんは長年苦労してきた母親に優しくしてあげたいと思う反面、母親と同居することで、やっと手に入れた静かで幸せな夫婦生活を邪魔されたくないとも思っていました。しかしハナさんはその気持ちを夫にも表現できずにいたのです。ハナさんの症状の背景にあったつらい出来事を知るにつれ、夫にはさらにハナさんを慈しむ気持ちが湧きました。

生理学的にみれば、過呼吸発作は外傷を受けた後に体験されるフラッシュバックと同等の現象と考えられます。ハナさんの中には、母親を好きだと思う心と、幼いころ守ってくれなかったことを恨む心との両方が存在していました。そんな母親と関わりを持つことは、かつての不安な日々を思い出させるものであったようです。そのために母親との同居について考えなければならない状況になってから、強い不安と葛藤によりしばしば過呼吸発作を生じるようになったと考えられます。またハナさんは、今の夫との安心した生活の中に母親が入り込んでくることを避けたいと強く願いながらも、そのような気持ちを表現できずにいました。その強い思いが高じて、交代人格と思われる六歳児が現れたり、記憶がなくなるなどの解離症状が生じたものと考えられます。

まとめ

本章では、なぜ解離性障害が生じるのかという問題について考えてみました。発症メカニズムは十分に明らかになったとは言いがたく、他の多くの精神障害と同様に多因子説で説明されているというのが現状です。

子ども時代は誰しもファンタジーに没入しやすい傾向を持っているものですが、その程度には個人差があり、解離性障害を発症する人は元来、没頭、健忘、離人傾向や被暗示性が高いといわれています。また、幼少時に外傷体験を有する人が解離の病理を生じやすいこともしばしば指摘されています。これら二つの要因に他のさまざまな要因が加わって解離性障害が発症するというのが多因子説の考え方です。また外傷体験にさらされた年齢が若ければ若いほど、さらに外傷体験が反復されればされるほど、解離性障害を発症するリスクは高まるとされ、一方で、たとえ外傷を受けたとしてもその個人が置かれている環境が保護的、養育的で安全感を体験できるものであれば、そのリスクを下げることができるとされています。

解離を引き起こすような外傷体験についても解説しました。従来は「性的・身体的虐待」や学校での「いじめ」、十分に養育される体験を持てなかったことによる「ネグレクト」などが解離を引き起こす外傷体験として挙げられてきました。しかし現在では、そうした明白な「対人関係による外傷」を有しない場合にも解離性障害が形成される可能性があると考えられるようになってきています。そのひとつとして考えられるのが、日本の家族間に比較的多くみられると推定される、ストレスに満ちた親子の関係から来るストレス（「関係性のストレス」）です。たとえば母親に対して娘が自分自身の本当の気持ちや考えを表現することができないために、いわゆる偽りの自己を発達させ、そのことによって解離性の病理が促進されるのではないかという考えです。ＤＳＭのＰＴＳＤにおける外傷概念が変遷してきたように、解離を引き起こすような体験もまた、より個別的、主観的な色彩を帯びるように変化しているといえるかもしれません。

コラム

解離性障害を描いた小説――『症例A』

『症例A』（多島斗志之著）は、解離性同一性障害を取り上げた小説です。モデルとなった人物の発症前から発症後と、その後の治療の様子までを通して読むことのできる作品で、解離性障害の専門的な解説書にはない面白さがあります。精神科の現場で実際に行われているこの障害の診断や治療についても、丁寧に再現されています。あたかも筆者が精神科病院に勤務していたかのような詳しさであり、その細かい取材に脱帽する思いです。

小説としての出来栄えも水準が高く、精神科の症例と並行して話が進められる美術作品の謎解きも興味深く描かれています。症例に関心を持たない人も、ひとつのミステリーとして楽しめるでしょう。

この小説に登場する症例「亜佐美」は、当初幻聴やアクティングアウトの症状がみられたことから、一旦は統合失調症や境界例（境界性パーソナリティ障害）

と診断されました。

前医の事情により亜佐美の主治医となった主人公の精神科医榊《さかき》も前医の診察記録と診断をふまえ、自分の診察した所見を合わせて、統合失調症の可能性を疑います。しかし診察を重ねるうちに、以前担当していた患者と人を振り回す態度が似ていたことから、境界性パーソナリティ障害と、診断を変更しました。榊は院内のコ・メディカルスタッフと共に境界性パーソナリティ障害の患者に対応する特別な体制を組んで亜佐美の治療にあたります。そこで、臨床心理士の広瀬が解離性障害の可能性を指摘しますが、榊はそれを認めようとしませんでした。このことは解離性障害の現代的な問題を表しています。解離性障害の診断がつきにくいひとつの原因は、この障害の患者を受け持ったことがなく、その存在を認めない医師が多いことによるのですが、それがうまく描かれているわけです。榊は臨床心理士の勧めで、解離性障害を受け持ったことのある医師に会いにいき、改めてそれを理解します。その詳細を知ったうえで亜佐美に会うと、それがまさに解離性障害の症状であると実感することができたのです。

この小説に描かれているように、症状について詳しく具体的に知っていないと、それが解離性障害であると理解できないのが、この障害の特徴といえます。医師や臨床心理士の中には、解離性障害の症例報告を聞く機会に恵まれてはいても、実際の患者さんに出会ったことがない人は多いものです。現実の患者さんと数多く接することで、その訴えの中に症状の本質を見抜くことができるようになるのです。その意味では本書を通して、その臨場感を疑似体験することができたと感じる方は多いことでしょう。

ちなみに作者の多島斗志之さんの失踪のニュースが、二〇〇九年の十二月に報道されました。無事に自宅に戻られることをお祈りします。（T・T）

マスク

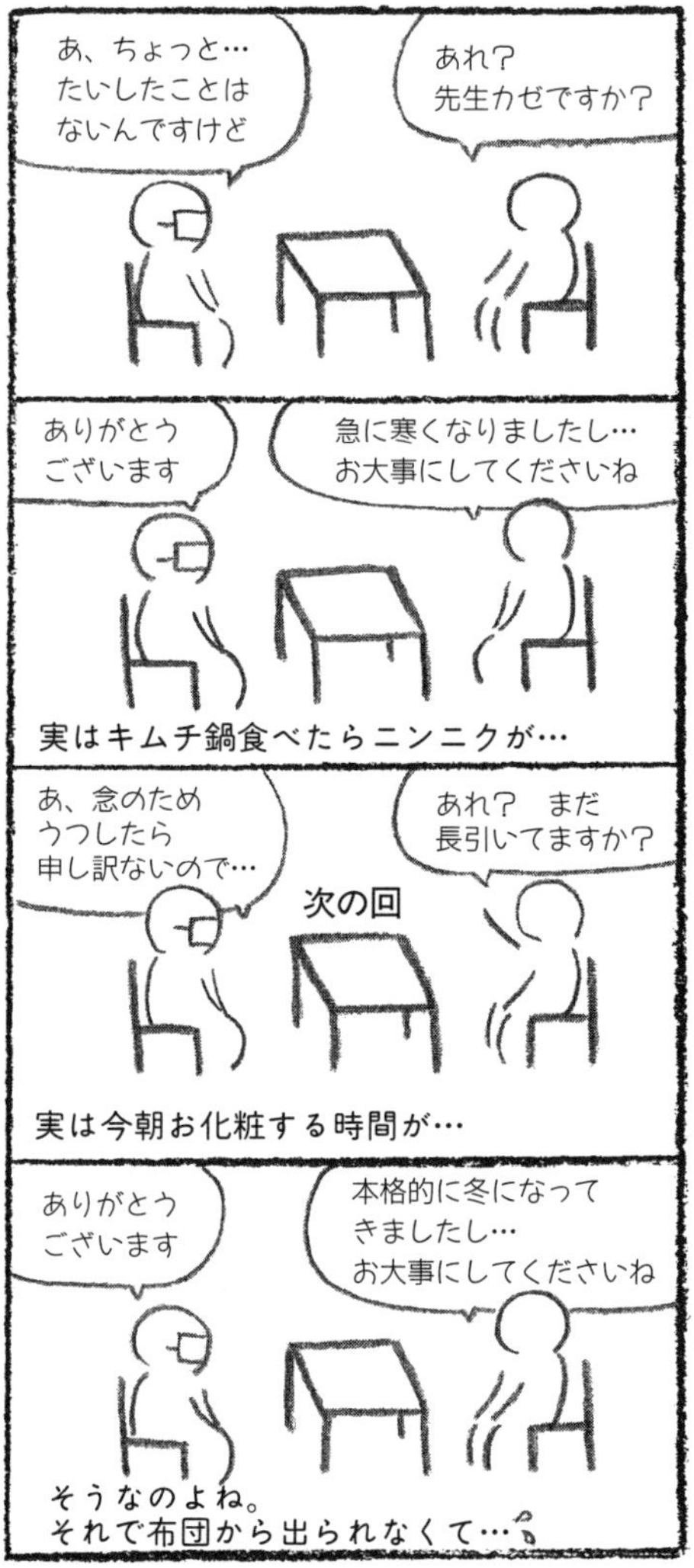
あれ？
先生カゼですか？
あ、ちょっと…
たいしたことは
ないんですけど
急に寒くなりましたし…
お大事にしてくださいね
ありがとう
ございます
実はキムチ鍋食べたらニンニクが…
あれ？　まだ
長引いてますか？
次の回
あ、念のため
うつしたら
申し訳ないので…
実は今朝お化粧する時間が…
本格的に冬になって
きましたし…
お大事にしてくださいね
ありがとう
ございます
そうなのよね。
それで布団から出られなくて…

え？　ダメ？

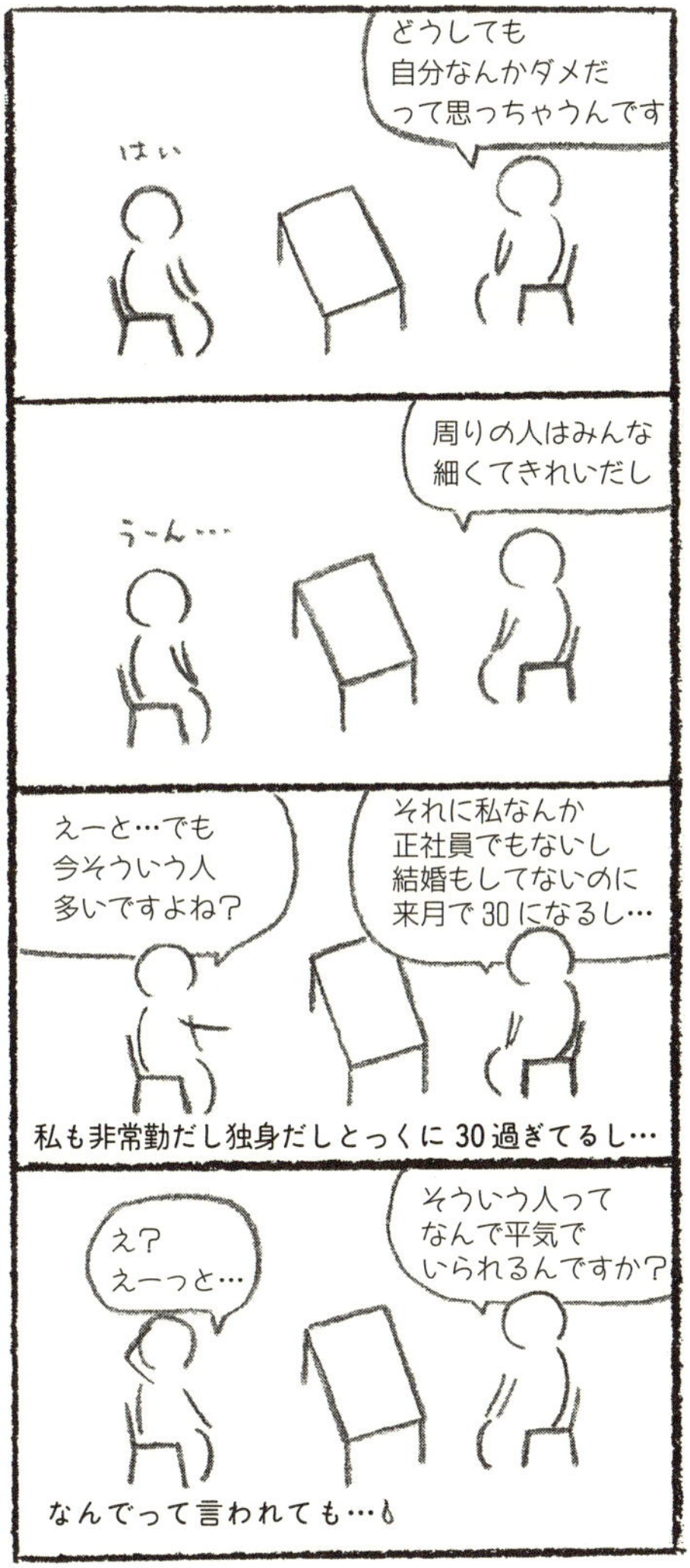
どうしても
自分なんかダメだ
って思っちゃうんです
はい
周りの人はみんな
細くてきれいだし
う〜ん…
それに私なんか
正社員でもないし
結婚もしてないのに
来月で30になるし…
えーと…でも
今そういう人
多いですよね？
私も非常勤だし独身だしとっくに30過ぎてるし…
そういう人って
なんで平気で
いられるんですか？
え？
えーっと…
なんでって言われても…

学生相談

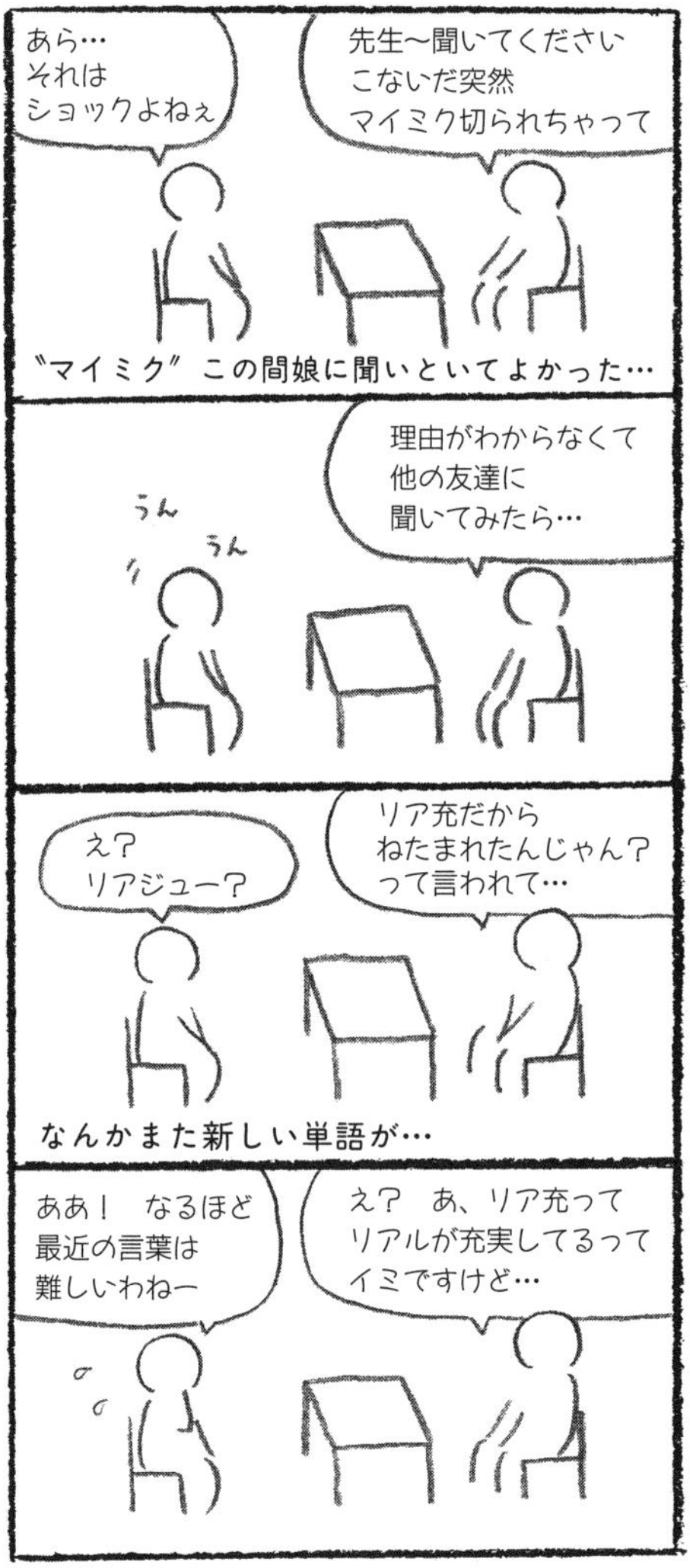
先生〜聞いてください
こないだ突然
マイミク切られちゃって
あら…
それは
ショックよねぇ
〝マイミク〞この間娘に聞いといてよかった…
理由がわからなくて
他の友達に
聞いてみたら…
うん
うん
リア充だから
ねたまれたんじゃん？
って言われて…
え？
リアジュー？
なんかまた新しい単語が…
え？　あ、リア充って
リアルが充実してるって
イミですけど…
ああ！　なるほど
最近の言葉は
難しいわねー

第六章
解離性障害の治療はどのように行われるのか

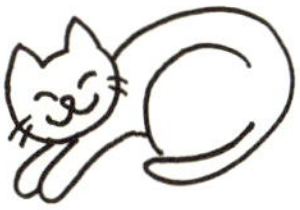

この最後の章では解離性障害の治療例をいくつか提示します。ただし解離性障害の治療プロセスに典型はありません。実際の治療では実にさまざまな出来事が生じ、それぞれの患者さんがかなり異なるコースをたどるのです。この章ではそれらの中でいくつかの特徴ある治療例を紹介し、解説することにします。

（1）訴えがあいまいな臨床例

最初に示すのは「訴えのあいまいなケースほど解離の可能性がある」というある臨床家の言葉が実際に当てはまるような臨床例です。解離性障害では、最初は解離性の症状が明らかでなく、本人の訴えがあいまいな場合にも、その裏に重大な問題が潜んでいることがあるのです。

臨床例

ユナさん　四十代後半　女性

ユナさんは既婚女性で思春期になる一人娘を持ち、家事に追われるかたわら、自営業の夫の事務を助けていました。一見充実した生活を送っているユナさんですが、実は人知れない悩みがありました。「自分の中の何かがおかしい」という思いがここ数年の間に募ってきているのです。それでいて自分のどこがおかしいのか、具体的にはわからないのでした。

結婚してからというもの、この「何かがおかしい」という気持ちがユナさんには常に影のように付きまとっていました。そして突然気分が重苦しくなって死にたい気持ちに襲われたり、また吐き気がするほど夫の顔を見るのがいやになって怒りの気持ちがわいたりするのでした。夫とは知人の紹介で、出会ってから比較的短期間で結婚したのですが、ある時ユナさんは、結婚する前後のことをほとんど思い出せないことに気がつき、愕然《がくぜん》としました。そして一生懸命思い出そうとすると、急に胸がふさがれる気持ちになり、リストカットをしたくなりました。ところがそれを見ている夫は実にそっけなく「気のせいだろ？」と言うくらいで、相談にのってくれません。しかしユナさんは、見知らぬ他人に自分のことを話すことがとても恐ろしく思えて、診察を受けることをためらいました。

そのうちにユナさんはもともとあった物忘れがひどくなり、筋道を立てて何かを考えたり、簡単な判断を下したりすることさえできなくなりました。こうして家事も手につかなくなり、一日寝て過ごすことの多い生活になりました。

とうとう見かねた友人が、ユナさんを精神科に連れていきました。ユナさんは男性の主治医に、小声で恐る恐る自分の状態を話しました。リストカットについて思い切って話した際には、主治医はそれを特に非難することなく聞いてくれました。その上で背後に別の問題があるのではないか、とたずねられました。ユナさんは確かに言いたいことはたくさんあるものの、頭の中はモヤがかかったようにハッキリせず、話もあちこちに飛んでしまいました。しかし主治医に促されるままに話しているうちに、ひとつのことがおぼろげながら見えてきました。それはこれまでよくわからなかった自分の苦しみが、当の夫から結婚前に受けた暴力によるものらしいということでした。その記憶が、実は長い間眠ったままになっていたらしいのです。ユナさんはこれから治療を続けていくと、いったいどうなるのかが急に不安になってきました。リストカットの衝動もいっそう強まった気がしました。

そこでユナさんは自分に起きていることについて、あるいはこれから起きる可能性のあることについて、あらためて主治医に説明を求めました。ところが主治医からは明確な答えをもらえないまま、続けて回想することを促されました。ユナさんは主治医のやり方が一方的に思えて、半ば恐ろしくなって結局通院をやめてしまいました。

けれどもリストカットは依然としてやめることができず、漠然とした不安は強まるばかりでした。そのうちにユナさんは継続的に心理療法を受けたいと思うようになりました。

次に訪ねた相談機関でユナさんは自ら心理療法を希望し、女性の治療者を紹介されました。ユナさんの心は不安でいっぱいでしたが、自分の話に穏やかに耳を傾けてくれる治療者に対し、徐々に恐怖心や警戒心が薄れ、話ができるようになりました。

治療者から「面接では何を目標に、どのような問題を解決していきたいですか？」とたずねられ、これまではあいまいであった自分自身の希望について考え、治療者と話し合いを重ねました。ユナさんは、リストカットを非難することなく自分の気持ちを理解しようとしてくれる治療者とのやりとりを通して、とうとう「リストカットをやめて、家事ができるようになりたい」という目標を持てるようになりました。

治療を通して、ユナさんはリストカットが「殺したい衝動にかられるほどの夫への怒り」を抑えるための手段であるとわかってきました。それと同時に、その行為には夫の注意や関心を引きつける効果もあったと気づきました。加えて、それに伴う独特の高揚感や爽快感もまた、リストカットをやめにくくさせている要因のひとつであることが明確になりました。

ここに示したユナさんの例は、実はそれから長期にわたって続くことになる治療の最初の部分のみを取り出したものです。ユナさんが何年か後に最終的に下された診断は解離性同一性障害であり、その治療のプロセスの中で結局は夫と離婚することになりました。ユナさんの場合、この障害を持つ多くの患者さんとは異なり、中年期になってから症状が表れ始めた点が例外的であり、しかもその訴えはリストカット以外はきわめて漠然としたものでした。

このように解離性障害の治療では、はじめは本人にとってあいまいな違和感から始まり、信頼できる治療者と出会うことで初めてその姿があらわになることがあります。特に外傷を与えた存在と同居する状態が続いている場合には、その症状を抑制する力が常に働くために、その実態が本人にも他者からも見えにくくなっているものです。しかし治療が進むにつれて、次第にその人の人生の早期からの記憶全体が掘り起こされるような過程をたどることがあります。

（2）はじめは治療意欲をまったく見せなかった臨床例

解離性障害の心理療法においては、患者さんと治療者の間の信頼関係がきわめて重要になります。言うまでもなく、それは簡単には形成されません。一見不毛で進展のないように思われる長い期間が経過し、その間に患者さんは治療者が信頼に足る人かどうかを見極めていることもあります。ここに挙げるのは、そのような例です。

臨床例

◎ヒロミさん　二十代前半　男性　アルバイト

ヒロミさんはこれまでにリストカットや大量服薬などを何回か繰り返しています。二年前からかかっている精神科の医師からは、境界性パーソナリティ障害の診断が下され、数種類の薬が処方されていました。ある時「今までさんざん薬を飲んできたけど、死にたい気持ちはなくならないし、イライラしたらすぐにリストカットしたくなる。薬だけでは治らないから、心理療法をやってみたい」という本人の希望で、治療が開始されました。

最初は心理療法への期待を口にしていたにもかかわらず、ヒロミさんは面接場面でほとんど話をせず、つまらなそうにあくびをしたり、頬杖をついて面倒くさそうな表情を見せたりしました。ある時には携帯電話を取り出しメールのチェックをして、それを見ている治療者の方が一方的にイライラさせられるようなことがありました。治療者の問いかけには「わからない」「知らない」と繰り返すなど、当初見せた治療に対する前向きな姿勢が、嘘のようでした。しかしそれでも約束の時間には毎回必ずやってきて、キャンセルや遅刻は一度もありませんでした。治療者は「この患者さんは何を求めて、毎回のように心理療法に通ってくるのだろう？」と不可解な気持ちでした。このような面接が一年ほど続いたある時、以下のようなやりとりがありました。

ヒロミ：……まだ話せていないことがたくさんあるんです。でもこれを話すと、もう先生との関係が終わっちゃいそうな気がして……。

治療者：今は話せそうな感じですか？

ヒロミ：……実は私の中に、サユリという女の子がいるんです。……こんなことを言ったら、もうここでは診られないと言われそうな気がして。

治療者：そんなことはないですよ。もう少し具体的に話していただけますか？

ヒロミ：サユリは私が苦しいときや困ったときに出てきて、私を助けてくれるのです。サユリはもう二年くらい前からいるけど、出てくるのは本当に親しくしている一人か二人の友達の前だけなんです。

最初にヒロミさんからこの話を聞いたとき、治療者はそのサユリという女の子の存在に半信半疑でしたが、ヒロミさんの沈黙しがちな話を静かに聞き続けました。解離性障害について、そのころはまだ文献や症例検討会を通してしか知らなかった治療者は、それが交代人格といわれるものなのかどうかを確かめたい気持ちになりました。しかしヒロミさんは次の面接以降はなかなかその話題に触れず、治療者がそれについて持ちかけても、話は広がりませんでした。

ところがさらに半年ほどして、そのことを治療者が忘れかけていたころ、ヒロミさんは突然「私、サユリです……」と口にしました。面接場面で初めて人格交代がみられたのです。以後一年ほどは頻繁に人格交代が起こり、サユリさんだけではなく複数の交代人格が現れました。その間治療者は各人格の訴えに耳を傾け、ヒロミさんから解離された別人格の理解に努めました。

ヒロミさんが示すさまざまな人格の理解の仕方やその扱いに関して、治療者はむずかしさを感じていました。ヒロミさんの場合、主人格と交代人格はお互いに意思の疎通ができず、各人格の記憶は分断されていました。治療者が最も心を砕いたのは、たくさんの交代人格の存在やその主張を、いかに侵入的にならずにヒロミさんに伝えるか、ということでした。これはヒロミさんにとっても苦しい過程でした。自分自身でそれらを受け止めることが難しいからこそ解離というメカニズムが働いていたわけであり、いわばその苦しさは当然のことだったのです。

ヒロミさんはそれ以後も面接という安全な場所で、少しずつ解離されていた自己の部分を受け止める作業を続けました。時には不安が強くなり、混乱したり興奮したりすることもありましたが、並行して行われた薬物療法も支えになりました。

またヒロミさんは、「この状態をなんとかしたい」と口では言いながらも、交代人格が消えてしまうことに寂しさや不安を感じているようでした。そのため治療者は、交代人格が「消える」のではなく、「力を合わせる」のだというイメージを繰り返し伝えました。ヒロミさんの中にも徐々にそれが受け入れられていったようでした。しばらくすると交代人格が現れることは少なくなり、ヒロミさん本人がさまざまな葛藤を抱えることができるようになったため、面接中に沈黙することは減っていきました。それは薄皮を剝ぐようなゆっくりとした流れでした。

解離性同一性障害の治療では、理論的には「人格の統合」がしばしば最終目標として掲げられます。しかしまず優先されるのは、患者さんにとって安全かつ安心できる環境を確保することです。最初は治療者の援助を多く必要としたとしても、いずれは徐々に自ら問題に取り組み、それを解決していける能力を身につけることが大切です。そしてそれが患者さんの日常生活の質の向上につながっていくのです。

この安心できる環境は、心理的な安全性という内的な環境と、安定した生活のような外的な環境とに分けられます。治療者は多くの問題を心理的な次元に置き換えて捉える傾向が強く、前者の内的な環境の改善を重視しがちですが、生活面や経済的な課題から解決の糸口を見出していくこともまた、患者さんにとっては優先すべき場合もあることを忘れたくないものです。

また治療者が一方的に人格の「統合」を急ぐと、患者さんは外からの圧力を感じて治療抵抗が強くなってしまうこともありえます。したがってまずは人格システムの「安定」を目指すほうが、実情に即していると思われます。

このヒロミさんの例では、治療者に交代人格の存在を打ち明けるまでに、ほぼ一年の時間を要しました。後から考えれば、ヒロミさんは毎回のように沈黙を続けるなかで、「この治療者に話しても大丈夫だろうか？」「この治療者は自分をしっかりと受け止めてくれるのだろうか？」という不安と闘っていたのでしょう。大切なのはこの不安の質を吟味していくことです。ヒロミさんの場合、最初は治療に積極的だったために、治療者はこの沈黙の背景には彼の屈折した依存心があるのではないかと考えることができたのですが、ともすると彼が治療に対して真剣に取り組んでいないとしか見えないこともあるでしょう。さらには治療を決意した人格と、実際に治療に現れる人格が異なっている可能性もあります。一見、何の進展も感じられないような長い期間があったとしても、そうしたさまざまな可能性を考えながら治療を行っていくことが大切です。

それ以外に治療者側の注意すべき点としては、いわゆる逆転移の問題があります。治療者があまりに強い感情、たとえば患者さんに対する憐憫《れんびん》や加害者に対する怒りなどを体験すると、治療に必要な客観性や冷静さが失われ、臨床的な判断能力が鈍ってしまうおそれがあります。そうならないようにするためには、熟練した指導者にスーパーヴィジョンを受けることが役に立つでしょう。

解離性障害の経過はさまざまであり、すべての患者さんが同じような経過をたどるわけではありません。先に「まず大切なのは、患者さんにとって安全かつ安心できる環境を確保すること」と述べましたが、そのためには患者さんが治療者に対して穏やかな信頼感や親近感を向けている状態が望ましいといえます。

(3)「死神」の悩みをなかなか言い出せなかった臨床例

解離性障害の患者さんの中には、自分の症状が奇妙で荒唐無稽に思えてそれを治療者に話しても信用してもらえないのではないか、との懸念を持つ人があります。実際にその話を聞いた治療者も、統合失調症のような精神病を疑ってしまう可能性が少なくありません。そのため時には治療が軌道に乗るまでに長い期間が必要となります。次の例はそのような現状を示したものです。

臨床例

❁ **ハルさん　二十代後半　男性　会社員**

ハルさんは思春期から慢性的な頭痛や抑うつ感、不眠に悩まされていましたが、もう一つ、人には言えない体験がありました。それは、窓の外に大柄で黒い服を着た顔のない男性の姿がいつも見えることでした。なぜそのようなことが起こるのかわからず、これまで出会った男性について思い返してみたこともありました。ハルさんは生まれてまもなく父親と生き別れ、その後は親戚の伯父さんが父親代わりとなり育ててくれました。幼少時の記憶はほとんどなく、思い出そうとすると強い頭痛がするので、窓の外に見える男性がハルさんと関わりがあるのかどうかはわかりませんでした。その男性像はハルさんにとって非常に恐ろしい存在であり、ハルさんはそれを密かに「死神」と名づけ、なんとか逃れたいと思っていました。しかしこのことを他人に話しても理解してもらえず、おかしな人間と思われるだけだろうと感じ、家族にすら話せませんでした。結局ハルさんはその体験をひとりで抱えている以外になく、そのために強い絶望と孤立感に見舞われていました。

高校から大学に進学するころには、ハルさんの頭痛や不眠などの症状はさらに悪化し、ついには人混みや狭い場所で失神するようになり、しばしば記憶のないまま行動していることにも気づきました。ハルさんは次第に恐ろしくなり、社会人となったのを機に勇気を出して精神科を受診しました。

最初に訪れた精神科では、ハルさんは男性医師に「黒い影のようなものが見える」とだけ説明しました。話を聞いた男性医師は怪訝そうな顔をし、いくつかの脳の検査をしたうえで「脳に問題はないですね」と言っただけで、それ以上の説明はありませんでした。とりあえず処方された薬を飲んでみましたが、効果はありません。それどころか「死神」はさらに頻繁に見えるようになりました。思い切ってそのことを主治医に伝えると「あなたは統合失調症ですね」と言われ、薬も強いものに変わりました。

しかし、体のだるさや眠気に襲われるだけで症状は良くならず、ハルさんはとうとう通院をやめてしまいました。

その後もハルさんは症状に苦しめられたため、電話相談を利用してみました。相談員に病歴や治療経過を説明すると、女性の医師を受診することを勧められたので、そうすることにしました。今度の女性の精神科医はしっかりと話を聞いたうえで生活のアドバイスをくれ、丁寧に薬を調整してくれたので、ハルさんの気持ちはかなり楽になりました。男性医師への恐怖心について打ち明けると理解を示し、ハルさんの症状が心理的な問題から来ている可能性について説明しました。「今後はゆっくりとお気持ちを振り返り、整理していきましょう」という主治医の勧めで、診察と並行して心理士による心理療法を受けることになりました。心理士もハルさんの話をじっくりと聞いてくれました。

次第にハルさんは、自分がこれまでの日常生活でいかにストレスを感じていたかに気づき始めました。また、子どものころの困難で厳しい状況を、幼い自分が苦労して切り抜けてきたこともわかってきました。ハルさんは「ここでは『死神』の話をしても大丈夫だろう」と感じ、思い切って主治医と心理士に「死神」について話しました。

二人ともその話に耳を傾け、「それは大変でしたね」と受け止めてくれたので、ハルさんは少し気持ちが楽になりました。しかしその後はむしろ、「死神」が頻回に現れ、悪夢に悩まされるようになり、不安や抑うつ症状が悪化していきました。しばらくするとハルさんは、心理療法の日に体調を崩して休んだり、うっかり予約を忘れてしまったりするようになっていきました。

そのうちに、キャンセルの連絡を入れることも億劫になり、心理療法は中断しかけていました。主治医にも顔を合わせづらくなり、診察にも足が遠のいていきました。そんなある日、心理士から電話が入りました。この状況について話し合ったところ、ハルさんと主治医と心理士との合同面接が行われることになりました。以下はその時のやりとりです。

ハルさん：死神のことを聞いてもらって楽になりました。でもその後は眠れなくなり、悪夢も見るし、不安も強くなったような気がします。心理療法が始まってから、僕はどんどん悪くなっているのではないでしょうか？

主治医：確かに心理療法でじっくりとお話をするようになってから、診察でもハルさんの深い気持ちが出てくるようになったと感じています。患者さんがご自分の気持ちの深いところに気づくのは大切なことですが、そのためにかえって一時的に不安が強くなることもあるのです。私たちはそれを受け止めていくつもりですが、そのペースが速すぎるようであれば、無理せずゆっくりとやっていきましょう。今後もそうしたことを、一緒に考えていければと思っています。

それを聞いてハルさんはほっとしました。そして自分はいったいどのような病気なのかを知りたくなりました。

ハルさん：以前の病院では、死神が見えると話したら統合失調症だと言われました。僕は統合失調症なのでしょうか？

主治医：統合失調症の特徴といわれる被害妄想や幻聴、思考障害などの症状は、今のところハルさんにはみられません。死神が見えるのは特別な意味があるのでしょうし、記憶が飛んだり、特定の場面で強い恐怖感を覚えたり、失神を起こしたりするのは、解離症状といわれるものだと思いますよ。

ハルさんはこの時初めて、自分の症状が解離症状であることを知りました。そして主治医は、ハルさんがこれまで生き延びるために、これらの症状が必要だったのだろうと話しました。ハルさんは心理士に対しても、さらに疑問をぶつけてみました。

ハルさん：最近、僕の具合が悪くなってきたのは、心理療法と関係があるのではないかと思うんです。

心理士：ハルさんが調子を崩されたのは、確かに心理療法のプロセスが関係しているかもしれませんね。治療の過程で外傷に触れると、抑えてきた気持ちがあふれ出てくるために体調が崩れたり、症状が悪化したりする方がいらっしゃるものです。また、治療関係が深まってくると、治療者との人間関係が外傷体験の起きた関係と重なることがあります。いやな体験を繰り返し夢に見ることがあるように、心の傷を回復しようとして、治癒の過程で外傷の再体験が生じることがあるのです。

ハルさん：そうでしたか。それは避けて通れないものなんですか？

心理士：そうですね、できるだけそうできたらと思うのですが……。

心理士は言葉に詰まり、その場にしばしの沈黙が訪れました。ハルさんは自分の心の課題は困難なものであり、すぐに答えがもらえるものではないのだとあらためて感じました。それは治療への失望であり、症状へのある種の悟りであり、自分の病気にまつわるすべてに対しての諦めの境地でもありました。

沈黙を破った主治医の説明は、次のようなものでした。治療には長い期間がかかることが通例で、主治医の診察と心理士の心理療法を地道に続けていく必要があること。強い苦痛を伴う症状はある程度は薬で軽減できること。記憶をなくしたときの対応などについては、主治医や心理士と話し合い、今後も困ったことがあればそのつど検討していくこと。そして、今後また治療に疑問を持ったらそれについて質問してほしい、特に心理療法では思い浮かんだことは何でも話してかまわない、つまり話題として不適切なものはないということ。最後に、主治医と心理士の間でも守秘義務は守られるが、ハルさんの要望があれば治療スタッフで随時カンファレンスを開くことができるこども、主治医と心理士の双方から伝えられました。

心理士：そろそろ終わりの時間ですね。先ほど、治療過程での症状悪化や外傷の再体験は避けて通れないのか、というご質問がありました。治療関係は患者さんと担当者で作っていくものであり、担当者がコントロールするものではないのです。対人関係で傷を負った方に対し、別の対人関係が治療的に作用するということもあります。

ハルさん：はあ……良薬口に苦しというか、諸刃の剣とも言えますか？

主治医：そうですね。ダイヤはダイヤでしか磨けない、という言い方もできると思いますよ。

心理士：ストレートに言うと、結局人は人でしか磨けないということですね。

ハルさん：先生たちって、意外に言葉遊びが好きなんですね！

ハルさんは、自分の口から思わず滑り出たひとことに驚きました。そして、治療に対して気負ったり構えたりしていたことに気づきました。三人で和やかに笑い、合同面接は終了しました。

帰り道、ハルさんは面接でのやりとりと、その時々に味わった感情の動きを思い返していました。不信、不安、失望、悟りあるいは諦めといった感情もありましたが、決して絶望ではなく、ポジティヴな感覚も残っています。ハルさんは、気楽さやあたたかさ、完璧でなくてもいいという安心感や、治療者たちと自分自身への信頼を感じました。

それからハルさんは、今回の出来事を通して得られたものごとの捉え方の変化を、その時々の感情を込めて、診察や心理療法の中でも話すようになりました。

その後は薬の助けもあり、ハルさんの不眠や不安の症状は軽減し、抑うつ感も改善していきました。記憶の欠落と「死神」の幻視はしばらく続きましたが、そのことを治療場面で話し、理解してくれる人がいると思うと気持ちが楽になりました。「死神」の意味についても心理療法の中で話し合い、「怖いと思っていたけれど、自分を見守ってくれているのかもしれない。もしかしたら、自分の一部なのかもしれない」と考えるようになりました。

思い返してみると、ハルさんは人間関係や仕事においてもストレス状況になると言葉にして解決を図ろうとするのではなく、投げ出してしまうことがあったようです。治療の中断癖も、そうした傾向の表れだったのかもしれません。いまやハルさんは困難を乗り越えて一社会人として仕事を続け、人間関係や趣味にも手応えを見出しています。

ここに挙げたのは、治療者との関係を築くまでに複雑なプロセスをたどった解離性障害の例です。このように医師による診察と投薬による治療に加えて心理療法を導入することで、効果をあげる場合は少なくありません。時には医師や心理士でチームを組み、患者さん自身の治療だけでなく、患者さんを支える家族や周囲の人々へのコンサルテーションが行われることもあります。また特定の症状に対しては、具体的な対処方法について話し合い、催眠やイメージトレーニングなど、目的に応じた技法が取り入れられることもあるでしょう。症状や患者さんの状態に合わせて、治療の方向性は軌道修正されていくのが望ましいといえます。

解離性障害の患者さんの治療が、本人が来なくなるという形で中断してしまうこともあります。早々に治療に見切りをつけてしまい、その後症状が悪化して長年にわたり苦しむこともあるようです。このようなケースの中には、治療の中で生じる恐怖感や不安感が、過去の外傷体験、つまり症状が起きるきっかけとなった心の傷つきの再現のように感じられて、患者さんが耐えきれなくなった場合もあるものです。治療スタッフはそのような認識のもと、不安をキャッチする、あるいは語りやすい場を提供するよう心掛けてはいるものの、行き届かないこともあるでしょう。不安が高まった際には、その気持ちを治療スタッフに伝えて乗りきっていくことが重要です。

治療の過程は、患者さんと治療者が協力しながら作り上げていくものです。疑問や不満があれば、この方のように思いきって担当者と話し合ってみることは大切です。自分自身の考えを伝えることで、現在起きている問題を治療者と共有し、そこから次の展開が開けることもあるからです。思うことがあっても、遠慮や見当違いなことを言ったら恥ずかしいという気持ちなどから口にできないことはよくあるものです。しかし精神科治療においては患者さんが「語らない」ということが、治療を困難にしている側面もあると知っておく必要があるでしょう。

（4）明らかなトラウマがみられなかったために発見が遅れた臨床例

次に示すのは、幼児期の明らかな虐待体験が語られなかったことが、解離性同一性障害の病理の発見が遅れるひとつの原因となった例です。一般に臨床家の間では、解離性同一性障害のほとんどは幼児期の虐待などの外傷体験に起因するというひとつの共通理解が成立しているようですが、ここに示すようなケースもしばしば見受けられます。

臨床例

❁リカさん　二十代後半　女性

リカさんの家では寡黙な父親と元気で働き者の母親が共働きで家計を支えており、下には重い病気を患う弟がいました。リカさんの幼少時には特に虐待を受けたという様子もなく、目立った情緒的な問題もありませんでした。小学校に上がって最初のころは引っ込み思案だったリカさんも、次第に明るくて活発な性格へと変わっていきました。中学時代は特に問題なく過ごしましたが、高校時代に親友から裏切られるという出来事があり、深刻に落ち込み、自殺念慮を自覚することもありました。

大学卒業後に自宅を出て、女性の親友と同居を始めましたが、いつしかリカさんの生活は彼女に勧められた宗教が中心となりました。そしてこのころからリカさんは急にイライラが募り、物を壊したり怒鳴り散らしたり、かと思うと朝から寝たきりで過ごしたりする日が続くようになり、精神科を受診することとなりました。親友との同居をやめ、実家に戻ってからも泣いて過ごす日々が続き、「人の目が怖い」「人のぬくもりが欲しい」「誰かに助けてほしい」といった漠然とした訴えが高じて二年後に入院となり、心理士が心理療法を担当することになりました。初診以来リカさんを担当した医師にも、このころはまだ彼女の精神医学的な診断の目星はついていませんでした。

リカさんは予備面接に続き週に三回の心理士による心理療法を開始しました。そのうちにリカさんは「母に甘えたいのに甘えさせてくれなかった」と繰り返すようになり、「とにかくそばにいてほしい」「手を握ってほしい」と心理士に要求するようになりました。一方で「母にわかってもらえず一人で頑張ってきた」「母の存在がとにかく怖かった」という思い出を語りました。入院して二カ月がたったころ、「先生が時々母親のように怖く見えることがある」と言うリカさんに、心理士は「私にわかってもらえていないと感じることが、リカさんの怖い気持ちと関係があるのかもしれませんね」と伝えました。それがリカさんの心に影響を与えたのか、その後、「私、誰かわからない」「私、何をやっているんだろう」と解離性健忘を思わせるようなエピソードが生じました。それから三カ月後にリカさんは退院しましたが、退院後の心理療法は希望しませんでした。

治療開始後四年ほどして、不安・焦燥感の増悪のためリカさんは二回目の入院となりました。週に二回の設定で心理士は再度入院中の心理療法を担当しましたが、そのときには、リカさんには数人の交代人格がいて、それぞれがお互いの存在にいくらか気づき始めていることを把握しました。リカさんの解離症状について理解を深めていた主治医も、心理士と話し合ったうえで、暫定的に解離性同一性障害という診断を下していました。しかし同時に「リカさんは本当に解離性同一性障害なのだろうか？」

という疑いは、彼らの頭から消えませんでした。そのひとつの理由は、リカさんの幼少時に明確な外傷が見当たらなかったことにありました。そのころ心理士も主治医も、解離性同一性障害には通常幼少時の性的虐待がみられるという理論を信じていたのです。

リカさんの交代人格については、内向的な女性主人格のリカさんと活動的な男性人格のツヨシさんが中心的な存在で、残りはこの二人から派生したようでした。これらの派生した人格たちはあまり表に出てくることはありませんでした。面接場面ではツヨシさんが頻繁に現れ、それぞれの交代人格間の調停役を務めていました。リカさんが交代人格を都合よく使い分けているような印象が次第に増し、心理士は「演技なのではないか」「解離性同一性障害ではないのでは」と感じ、診断についての疑いや迷いを持ち続けていました。二カ月半でリカさんは退院し、外来で毎週一回の面接を続けていくことになりました。

外来では主人格のリカさんも交代人格のツヨシさんも「これからどうしていけばいいのかわからない」という不安や、「先生にずっと話をしているのにこのしんどさは取れない」という不満を漏らすことが増えました。そこで、心理士が「リカさんのご両親と同じように、私にも気持ちをわかってもらえていないと感じているのかもしれませんね。それで怖いのではありませんか？」という理解を再び伝えると、リカさんは「そうなんです。もうだめだ、終わりだ、という感じです……」と絶望感に打ちひしがれた様子で涙を流し、それから連絡なしに三カ月ほど面接をキャンセルしました。その後治療に戻ったリカさんは、ようやく働くことへの意欲を示すようになりました。そして「わかってほしいという気持ちが強い。ここに来て先生と話をしていると絆のようなものを感じられるから。でもまだ何か足りない気がする」と言うのでした。

治療開始後六年めの転機となった面接で、リカさんが「普段の生活の中で人に頼れてしまう。それに応えるのにもう疲れた。私自身が頼れる人が欲しい」「人格が入れ替わっていくのは本当にしんどいのです。好きでこんな状態になっているのじゃない」と語るのを聞くうちに、彼女が解離性同一性障害の患者であるという診断に、心理士は初めて確かな手応えを感じることができたのです。そして、「あなたは弟さんのように重い病気であり続けることで、お母さんとのあいだでもここでも、つながりを求めていたのでしょう」と伝えました。

その次の面接でリカさんは滞っていた過去の想起を始め、中核的な記憶を取り戻しました。「小さいころには、『落ちていく怖い夢』をよく見ていた。いつも何につかまったらいいのかわからなかった。だから先生のように支えてくれる誰かを思い浮かべていた。手応えのあるものにしがみついていないと不安だった」とリカさんは言いました。

治療開始後七年がたったころに、リカさんの人格の統合度が明らかに高まったことがわかるようになりました。

リカさんは初回面接の時からたくさんのテーマを書き付けたメモを持ち込んでくるなど、治療に多くのものを求める一方で、治療場面には深い抑うつと絶望感が漂っていました。この「対象を求める力」と「絶望感」の矛盾が、リカさんの対象との関わりを特徴づけていると治療者には感じられました。

二回目の入院では、比較的冷静な男性の交代人格ツヨシさんが、それ以降の面接の主役となりました。ツヨシさんはリカさんが小学校のころから出現していたようでした。母親、そして治療者に対して「手のかからない男の子になりたい」というリカさんの願望の体現がツヨシさんという人格を生みだした可能性があります。またリカさんが解離性同一性障害という深刻な問題を抱えていること自体に、疾病利得（病を得ていることのメリット）という意味合いがあり、重篤な疾患を持っている弟への無意識的な羨望や競争心もまたそこに関与していたと考えられます。

「リカさんは本当に解離性同一性障害なのだろうか？」と治療者らが内心疑問を感じ続けていたのは、その生い立ちにおいてリカさんには虐待などの明白な外傷体験が聞かれなかったことが大きく影響していました。しかし治療関係が深まっても外傷体験については語られないままであることも少なくないため、このことは、リカさんに虐待の既往がなかったという証明にはなりません。

最終的にはリカさんの人格の統合度は高まったわけですが、これは他者と関わり続ける心理療法という枠組みを、リカさんが持ち続けることができたためと考えられます。すなわち他者との心的な交流が十分にできなかったという過去の経緯が、リカさんには情緒的な意味で外傷的であったともいえるでしょう。

一九八〇年代に米国では解離性障害の報告が増えましたが、その当時は解離性障害の発症因として、性的虐待や身体的虐待などによる外傷がそのほとんどを占めるとされていました。日本で翻訳されている解離性障害の教科書的な著作としては、フランク・パトナムによる『多重人格性障害』(6)がありますが、そのパトナムが近年では、解離性障害の成因として、虐待などの外傷に加えて愛着の問題(注1)を挙げています。リカさんの場合も母親から十分に愛情をもらえなかったと感じており、そのことが養育放棄(ネグレクト)として体験されていた可能性があります。それは見方を変えれば、愛着形成の過程における障害であったといえるかもしれません。

最後に、この治療における入院の意味について述べたいと思います。リカさんは一回目の入院では漠然とした不安感と抑うつ感にさいなまれて、病棟での治療が必要となりました。そこでは主治医の診察に加えて週に三回の心理面接という構造に支えられたことで、入院後二カ月して解離性の症状が顕在化するようになりました。二回目の入院では、人格交代が明らかになり、この時点で暫定的に解離性同一性障害と診断が下されました。解離性同一性障害の治療では週に二回という心理療法の枠組みが一般によいとする立場もあり、それに沿って心理療法を行いました。

ただしここで注意すべきなのは、入院という対処が解離性同一性障害の治療で常に選択されるべきだとは限らないということです。リカさんのように問題行動を起こすことの少ないタイプの患者さんには、外来による心理療法を優先することのほうが一般的です。しかし心理的な混乱が著しく、周囲を巻きこむ問題行動を繰り返すことの多い解離性同一性障害の患者さんの場合には、十分なマネジメントができる入院治療の選択が急務となることがあります。このような場合には患者さんの障害が境界性パーソナリティの問題なのか、あるいは一過性の躁状態なのか、アルコールや薬物の乱用が影響していないのかなど、疾患や状態の鑑別や薬物の調整などが病棟で行われることになります。入院治療においては患者さん自身がどこまでその目標を理解できるか、あるいは適切な動機づけを持つことができるかが改善に向けてのポイントになります。同時に家族やパートナーなど周囲の協力を得ることができれば、一定の成果をあげることもできるでしょう。

解離性障害の中でも特に複雑で深刻な症状を持つ解離性同一性障害の場合、精神科や心療内科を受診しても正確な診断のもとに治療を受けるまでに数年を要することが少なくありません。その存在すらも知られていないまま交代人格がとった行動で、周囲が混乱させられたり、対人関係がますます悪くなるようなことが繰り返されることもあります。そし

（注1）発達の早期に子どもと養育者とのあいだに形成される愛情を基盤とした絆を愛着と呼び、愛着関係の剥奪が、子どものその後の身体的情緒的発達に深刻な影響を与えるとされています。

て解離性同一性障害という診断がついたとしても、治療には何年もかかり、時間的にも経済的にも大きな負担がかかってきます。そのような状況で、患者さんの家族や友人の協力は極めて大きな意味を持つと言えるでしょう。

(5) パートナーが事実上の治療者となった臨床例

次にパートナーが果たす治療的な役割について、具体的な例を示したうえで考えてみたいと思います。ちなみにここでいうパートナーとは、患者さんの配偶者、婚約者、恋人などを指しています。

臨床例

ユカさん　二十代前半　女性　アルバイト

ユカさんは現在飲食店でアルバイトをしています。母親は専業主婦で父親は会社員という一見するとごく普通の家庭でユカさんは育ちました。幼いころにも特に暴力や虐待を受けたことはありませんでした。ユカさんは幼稚園に上がる前から多くのお稽古事に通っていましたが、小学校に入ると成績についても母親から厳しく言われるようになりました。ユカさんにはお稽古事や勉強を通じて親しくなった友達もいましたが、そのつきあい方にも母親の考えや意見が大きく影響していたようです。

その後ユカさんは優秀な成績で大学を卒業して企業に就職し、実家を出て一人暮らしを始めました。しかし二年ほど勤務したところで、比較的理解あるそれまでの上司が転勤になりました。次の新しい上司は理不尽にどなり散らすことが多く、急に職場でのストレスが増すようになりました。

ユカさんに異変がみられるようになったのはそのころからでした。勤務中に突然子どものように泣き出したり、ボーッとしていたかと思えば、急に激しく怒りだしたりするようになったのです。しかしユカさん本人はそのような出来事を覚えておらず、周囲同僚からもはっきりとは知らされませんでした。ユカさんには自覚がないまま、周囲からはわがままで自分勝手な人だと思われるようになり、そのため一層人間関係のストレスが増えていきました。そのうち遅刻や無断欠勤をするようになり、気づくと出勤途中に知らない駅で降りていたこともありました。こうした出来事が度重なってユカさんは会社を休むようになり、やがては退職を余儀なくされ、その後も職を転々とした後、ようやく今の飲食店アルバイトに落ち着きました。

ユカさんは飲食店での仕事にはあまりストレスを感じることなく、順調に仕事をこなすことができました。そして店の客であったコウスケさんと親しくなり、交際が始まりました。しかし数カ月して二人が一緒に暮らすようになったころから、ユカさんには再び不可解な行動がみられるようになりました。コウスケさんの前で子どものような話し方になったり、赤ちゃん言葉で甘えてきたりするようになったのです。さらにはコウスケさんが仕事に行こうとすると急に不安を示し、すがりついて離れないといった態度を取るようにもなりました。ユカさんのそのような様子に戸惑いながらも、コウスケさんは、献身的に彼女の面倒をみていました。しかし自分一人の力だけでユカさんをサポートすることに限界を覚え、インターネットや本で調べるうちに、ユカさんの抱える心理的な問題に気づき、ついには解離性同一性障害に関する情報にたどり着いたのです。

解離性同一性障害についての知識を得て、それらの症状がことごとくユカさんにあてはまると考えたコウスケさんは、専門医に相談しユカさんへの接し方についてアドバイスをもらおうと思いつきました。そこでいくつかの精神科を受診しましたが、実際にはなかなか解離性同一性障害を診てくれる医療機関は見つからず、ようやく診察を受けられるようになっても、最初のうちユカさんはかなりの抵抗を示し、治療にも拒否的でした。しかし、コウスケさんの辛抱強い励ましと支えによって少しずつ治療を受け入れるようになり、症状も徐々に回復の兆しを見せるようになりました。

この例ではパートナーのコウスケさんが、恋人であるユカさんに生じた異変に気づき、問題の所在について熱心に調べた結果、受診を思いつきました。そして解離性同一性障害の診断を受けた後も、ユカさんがうまく治療につながるように献身的にサポートをし続けました。ユカさんのように、交代人格のふるまいを主人格が覚えていない場合や、患者さん自身が自ら招いた対人関係の悪化や誤解で困っているときに、パートナーや家族、友人がその異変に気づいてまずは医療機関に相談に行くことが、治療を導入するきっかけになることもあります。

そのようなパートナーの存在が、患者さんが外傷的となりうる日常生活の出来事にうまく対処するための精神的な支えとなり、担当医との調整役にもなることで、治療に貢献しうる場合があります。ユカさんの場合も、受診に伴う不安な感情を、コウスケさんが理解し受け止めることで、ユカさんは精神的にも支えられているという安心感のもとに治療を継続することができたため、症状も快方に向かっていきました。

こうしてユカさんがコウスケさんの助けを得られたのは非常に幸運だったといえますが、逆にいえばユカさん自身が、そのような協力者をパートナーに選ぶことのできる力を持っていたともいえるでしょう。

患者さん自身の治療に対する意欲が不十分で、はじめからパートナーの協力ばかりをあてにせざるを得ないような状況では、治療の順調な進展を望むことは困難でしょう。またパートナーと付き合うことで、患者さんの症状が表面化したり悪化したりする場合もあります。さらにパートナーが患者さんの症状そのものに過剰な興味や好奇心を持った場合は、パートナーの協力者としての役割は損なわれることになるでしょう。

またパートナーがインターネットや本で解離性同一性障害に関しての断片的な情報を得て、自ら交代人格を呼び出そうとしてみたり、見よう見まねで治療しようとしたりするのは問題です。そのような行為は患者さんを不安定にする危険性が高く、ますます症状が悪化してしまうおそれもあるのです。

パートナーや友人など、周囲の人たちこそ担えるより重要な役割は、患者さんのストレスに配慮し、その理解者となって不安定な気持ちを支え続けることです。パートナーもまた、治療を支えるという意味ではとても大切な存在ですが、純粋な意味での治療者にはなれない面もあります。本来パートナーにそのような治療者の役割を担う義務があるわけではなく、こうした役割が自然に取れるような関係においてはじめて、パートナーは協力者ひいては治療者としての役割を果たすことができるといえるでしょう。

また患者さんの肉親がサポートする場合、時には難しい問題が生じます。患者さんの中には、表面上は問題なく生活を続けてはいても、肉親から言われたことやされたことにひそかに傷ついたり、大きなストレスを感じたりしている場合があります。それを誰にも相談できない閉塞した状況が続くと、それ自体が外傷性を有することになります。

一般的に肉親であるかパートナーであるかにかかわらず、同居家族との関係が患者さんに重大なストレスとなっている場合には、家族によるサポートが逆効果になることもあります。家族は熱心に患者さんのことをサポートしようと試みても、皮肉なことにそれが患者さんにとって更なるストレスとなり、解離症状が増悪してしまうのです。こうして患者さんと家族との同居が続く限り根本的な解決策が見出せないという判断が下される場合もあります。いずれにせよそれぞれの状況に応じて専門家にアドバイスを求める必要が生じるでしょう。

同居家族に対する患者さんの被害者意識が強い場合、治療者の基本的な姿勢としてはその語りを率直に受け止めることになりますが、実際に家族間でどのようなことが起きていたかを客観的に見極めることも大切です。患者さんによる犯人探しに、治療者が誤った形で加担してしまう恐れがあるからです。そして現実に対応する患者さんの心の機能が不十分な際には、治療者がそれを補助するような役割を担い、適切なマネジメントや家族面接などを併用することも効果的と思われます。

ここで解離性同一性障害の心理療法の治療構造（治療の枠組み）について、一言付け加えておきます。治療は、交代人格との出会いが生じる場といえますが、それに対応する際には一つの正しい方法があるわけではありません。まず重要なのは、治療の場が患者さんにとって安全であるのか、また患者さんが治療者を信頼して話せるような関係が築けているか、という点です。対人関係の中で傷つきやすい解離性障害の患者さんにとっては、安全でかつ安心できる場や信頼できる他者との関係は、それだけでも治療的な作用をもたらすものと考えられます。

現在の日本における構造化された心理療法としては、週一回、四十分から五十分の枠組みの中で行われるものが主流です。治療期間は事例ごとに異なり、数カ月で終わることもあれば、数年にわたって継続する場合もあります。残念なことですが、解離性障害の心理療法が非常に困難なものと誤解され、初めから治療対象とされないこともあります。まずは解離性障害の治療に対して積極的な姿勢を持った治療者をみつけることが第一歩となるでしょう。しかし実際に解離性障害の治療経験がある治療者は、案外と少ないのも現実です。とはいえ解離性障害の治療経験が十分ではなくても、この障害に関心を持ち、よく勉強し、熟練した指導者からの指導や助言を得ることができる治療者であればよしとすべきでしょう。さらにこれは解離性障害に限ったことではありませんが、実際に治療者に会ってみて好感が持て、この人なら信頼できそうだと思えるかどうかも重要なポイントです。

（6）基本人格が複雑なプロセスを経て主人格となった臨床例

解離性同一性障害の治療においては、さまざまな人格が出現し、治療者は「いったい誰を相手に治療を進めていったらいいのだろう?」と困惑することがあります。そのような場合には患者さんの側でも、複数の交代人格の中で譲り合いや葛藤が生じて混乱していることが少なくありません。しばしばみられるのは、治療経過の中で治療に訪れる人格が入れ替わり、それが症状の変化や改善につながっていくプロセスです。その際治療者は、「どの人格が本当の患者さんなのだろう?」という疑問を持つかもしれません。しかしそれよりは、「誰が主たる人格となることで、人格全体が安定し、よりよく生活に適応できるのだろう?」という問いについて考えることのほうが患者さんにとって有用であり、臨床的にも意義のあることでしょう。このような状況で、最終的に全体をまとめる形で現れる主人格は、治療の初期には背後に控えているだけであった交代人格である場合もあります。

解離性同一性障害においては、本名（戸籍名）を名乗る人格は、それが生まれつき存在していた人格という意味で、しばしば「基本人格」と呼ばれます。しかしその人格は現在主として現れている人格、すなわち主人格とは異なることもあります。あるいは基本人格でありながら、種々の理由から本名とは別の名前を担っていることもあるので注意が必要です。

患者さんの治療プロセスの末に行き着いた主人格が、基本人格とは異なる場合もあるのには、それなりの理由があると考えるべきでしょう。そもそも基本人格が脆弱で統率能力に欠けていたり、そのあまりに強い共感性のために周囲から容易に支配を受けたりすることで、解離性の病理が発展した可能性があるからです。ただしその間に生じる主人格の推移や、仲介役を果たす交代人格との関わりは非常に複雑となり、患者さん本人や治療者にとっても治療はひとつの試練となることでしょう。

本章の最後にそのような例を掲げておきます。

臨床例

❀ サキさん　二十代前半　女性　家事手伝い

サキさんは短大を卒業後、求職活動をしながら自宅で家事を手伝っていましたが、ここ一年ほど強い抑うつ気分を感じていました。そこで精神科を受診したところ、うつ病と診断され、抗うつ薬を処方されました。その後何度か主治医との面談の機会を持ち、徐々に子どものころの記憶の問題が明らかになっていきました。サキさんの幼稚園から小学校低学年にかけての記憶が長期にわたって失われていたのです。また現在の生活でも、買った覚えのない本やゲームが部屋でみつかったり、つい昨日何をしていたかまったく思い出せないことがあったりと、記憶の欠落が頻繁に起こっていました。このような記憶の障害に注目した主治医は、抑うつの症状の他にも潜在する問題があると考え、サキさんの生活状況についてより丁寧な聞き取りを行う方針をとることにしました。

やがて同居する家族も診察に訪れ、ここ数年は普段はおとなしいサキさんが時々別人のようになり、派手な服装で外出したり、家族に暴言を吐いたりすることがあると話しました。家族は「この子は嘘をついているのではないか」「演技じみた行動で、家族の気を引こうとしているのではないか」と疑っており、一方でその奇妙な行動や攻撃的な態度への対応に困っていました。このようなエピソードを聞くうちに、主治医は人格交代を伴う解離性同一性障害の可能性を検討するようになりました。

まもなくサキさんは「毎日がつらいので、どう過ごしたらいいか教えてほしい」と主治医に繰り返し訴えるようになり、診察だけでなく心理療法を受けたいと希望しました。こうして心理士による面接が設定されましたが、いざそれが始まると、サキさんは体のだるさや気分の重さを訴えるものの、それ以外は自分からほとんど話をしませんでした。心理士が何か質問すると、それに対してようやく最小限度の返答がある、という具合でした。また体調不良を理由に、面接を度々キャンセルしました。記憶の欠落や人格交代についてたずねても、「覚えていません」「よくわかりません」と繰り返すばかりでした。

このようなサキさんの態度に、心理士は「治療への抵抗が強く、心理療法の継続は無理なのではないか」と考えるようになりました。そのような状況が数カ月続いた後、ある日セッションに現れたサキさんの様子はいつもと違っていました。話し方やふるまいが、まったく別人のようだったのです。心理士が思い切って「あなたはいつものサキさんですか？」と聞くと、彼女は自分が「ミキ」という人物であると答えました。以下はその後のやりとりです。

心理士：ミキさんですか。初めまして……。私は心理療法を担当している者です。私のことをご存じですか？
ミキさん：ああ、なんとなく。時々はサキの様子がわかるんで。面接の先生だよね。
心理士：そうです。もし良かったら、ミキさんご自身のことを少し教えていただけますか？　性別とか年齢とか、いつごろからいらっしゃるのか、とか。
ミキさん：サキと同じ歳の女性よ。いつからいるか？　そうねぇ、二〜三年前からかしら。
心理士：今日はどうしてこの場に出ていらしたのでしょう？
ミキさん：ここに来る途中、サキの具合が悪くなったんで、交代したの。よくあることなのよ。

心理士：普段はどこにいらっしゃるのですか？

ミキさん：なんていうか、後ろのほうにいて……出てくる時はちょうどスポットライトが当たるような感じで、気がつくと表舞台に自分が立っている、という感じかな。

ミキさんはサキさんと違い、解離症状や他の人格たちの存在について詳しく話しました。自分のほかに交代人格は五、六人いて、中でも「ユキ」という人物が全体を統率しているのだと説明しました。心理士は「また機会があれば他の人たちとも話したいのですが」とミキさんに伝え、その日のセッションは終了しました。ミキさんはサキさんの代わりに次の予約を入れて帰っていきました。

次の回になると、治療に現れたサキさんは前回ミキさんが現れたことをほとんど覚えていないようでした。しかし「ユキ」という一見リーダー格の人物の話に心理士が触れると、不安げな表情を見せました。「私はどういう病気なんでしょうか？」と、サキさんは初めて積極的に他の人格について問いかけてきました。心理士はサキさんに、解離性同一性障害とそれが生じる背景について話し、サキさんの周りで起こる出来事が、この障害の症状である可能性についても告げました。そして「交代人格はそれぞれ理由があって生まれてきたのであり、すべての人格が何らかの役割を引き受けているのです」と説明しました。

その次のセッションでは、全体を統率しているというユキさんが現れました。ユキさんはそれまでの主人格のサキさんより年上で、しっかりした頭の回転の速い女性でした。そして交代人格たちが生まれた経緯や、それぞれの交代人格の年齢や性別、性格的特徴や出現するタイミングについても心理士に教えてくれました。

ユキさん：サキは怖がりで、心配性なんです。あの子を見ていると、危なっかしくていけない。だからピンチになったときは、私が誰かと交代させるのです。あの子はすぐに具合が悪くなるから、病院で診てもらわなきゃいけないのは、あの子だと思って。それでここに来るときは、なるべくサキを出すようにしていたんです。

心理士：そうやってみなさんで、役割分担しているのですね。ただしサキさんが良くなるには、他の方の協力も必要だと思います。他のみなさんの体験や考えを知ることも、治療のためには重要だということです。サキさんが知らないことや忘れていることを、他のみなさんに教えてもらうのも役に立つでしょう。

ユキさん：私たちが、時々入れ替わってここで話すということですか？

心理士：必要だと思うときは、そうしていただきたいのです。

こうしたやりとりがあった後、サキさんは自分の身の周りに起こる不可解な現象を、少しずつ心理士に話すようになりました。よくよく聞いていくと、そのようなときはたいてい人格の交代が起きているのでした。時にはユキさんや他の新しい人格がセッションに現れて、その状況について説明することもありました。そこで話された内容を心理士がサキさんに伝えていくと、サキさんは自分の障害がどんなものであるかを、次第に受け入れるようになりました。そして記憶のない間に起きた出来事を、後になって思い出すこともでてきました。人格交代があった際には、心理士は「その時はサキさんのピンチを、他の誰かが助けてくれたのでしょう」という理解を伝え、その意味をサキさんと話し合うように努めました。ある日サキさんは言いました。

サキさん：このごろ、うしろのほうで声が聞こえるんです。「この話をちゃんと先生に話せ」って。それで今日はお話ししようと思って……。
心理士：何か大事なことなのですね。どんなことなのでしょうか？

この後サキさんは、子どものころに体験した出来事を話し始めました。サキさんはその体験によって心に深い傷を負い、同じころに交代人格が生まれたらしいことが明らかになっていきました。それからしばらくして、再びユキさんが面接に現れました。ユキさんは心理士に、次のような話をしました。

ユキさん：今後、もう当分サキは出てこないと思います。サキはこれまで、傷ついた記憶をひとりで引き受けてきました。でもここで話したから、サキは今落ち着いています。サキはもともと私から派生した子なんです。全部を知っているのは私なので、これからは私が治療に通おうと思います。

心理士は驚いてその話を聞いていましたが、やがて彼女の中でユキさんが主人格としての役割を担いつつあるというプロセスが起きていることを理解しました。ユキさんと話し合ううちに、ユキさんは、実は最初から基本人格として存在しており、つらい記憶を引き受けるために生まれた交代人格に新たに「サキ」という名前を譲り、自分は新しい「ユキ」という名前を持つようになったという経緯もわかってきました。その後のセッションでは、あらたに主人格となったユキさんが中心となって話し、時々それを補うように他の交代人格が現れました。交代人格は他にも多数いて、なかにはユキさん自身が把握していない人格もいるようでした。治療はある意味で仕切り直しとなりましたが、ユキさんは面接をキャンセルすることなくきちんと通い続け、「この苦しみを乗り越えて、楽になりたい」と口にするようになりました。

この症例では、治療が経過するにつれて、はじめは姿を表に現さずにいた人格（ユキさん）が主人格としてふるまいはじめました。最初に受診したサキさんは、「サキ」という戸籍名を名乗っていたものの、外傷体験と共に作られた交代人格であったというところが、この症例の複雑な点だったのです。そしてそのサキさんは強い抑うつ症状を呈していたために、積極的に治療に取り組む姿勢はみられませんでした。この時点では、サキさんや他の交代人格たちは、自身の問題を十分に理解し、受け入れることができていなかったのでしょう。

サキ（ユキ）さんは複数の交代人格を持つ解離性同一性障害です。その治療においては、どのような場面でどの交代人格が現れるかについて理解を深め、彼女たちのそれぞれが果たしている役割を考えていくことが重要となります。この作業が進んでいくと、役割を終えた交代人格があまり表に出てこなくなり、主人格や他の交代人格の中に吸収されていくこともあります。サキ（ユキ）さんの例で、はじめは主人格としてふるまっていたサキさんがセッションに現れなくなったのは、治療導入の手助けをするという役割をいったん終えたからでしょう。けれども外傷を思い起こさせるような何らかのきっかけがあれば、再びサキさんが姿を現す可能性もあります。

このような治療プロセスにおいては、患者さん自身の中でも自己イメージの目まぐるしい変化が生じ、それゆえ治療に対する不安が高まる場合がありますが、それも無理のないことです。また治療を継続するためには、専門機関に通う時間や経済的な負担も相当なものとなるでしょう。さらには家族や周囲の支えが得られるかどうか、という問題もあるかもしれません。そして何よりも重要なのが、患者さん自身の心の準備が整うペースにあわせて治療を進めていくことです。治療者は治療状況の全体を俯瞰しつつ、治療をいつ、どの程度、どこまで進めることがその時の患者さんにとってベストかを判断していく必要があるのです。

まとめ

本章では解離性障害の中でも特に複雑な解離性同一性障害の治療経過を中心に提示し、解説しました。解離性同一性障害の治療においては、薬物療法も有用ですが、それのみで治癒することはなく、心理療法が最も重要とされています。しかし実際に心理療法を始めたとしても、人間関係で深く傷ついた体験を持っている患者さんと治療関係を深めていくのは容易なことではありません。なかなか中核的な問題が語られず、さまざまな症状を併発するために、確定診断までに時間がかかることもあります。また、自傷などの行動化が激しいときや、経済面など現実生活上の問題を抱えている際には、内的世界を取り扱う心理療法よりも、マネジメントや家族へのガイダンスなどを行って外的環境を整えることのほうが急務になる場合もあります。どのような優先順位で対応していくかは、ケースバイケースで考えていかなくてはなりません。

本章に述べた治療にみられるように、主治医と心理士が連携し、チームで治療にあたることではじめて治療が順調に進むことは多いものです。一般に主治医は薬物療法と身体管理など全般のマネジメントを中心に行い、心理士は心理療法により患者さんの内面を深く取り扱っていきます。また必要に応じて患者さんを支える家族や周囲の人々に会い、具体的な対応方法についてのコンサルテーションが行われることもあります。

なお、本章で挙げた例では、いずれの場合も治療者が積極的に働きかけて、交代人格を呼び出すことをあまりしていないことにもお気づきでしょう。これは、すべての交代人格を同定し、それらの統合を目指すということを、必ずしも治療の最終目標にしていないからです。治療関係の中で自然にかつ自発的に現れる交代人格が、それぞれどのような役割を担っているかという理解を患者さんと共有しながら、人格システムの安定を目指すことが、現在の臨床では主流といえます。

最後にあらためて言及しておかなくてはならないことがあります。それは臨床家の間で解離性障害に対する関心が高まってきたとはいえ、解離性同一性障害の治療経験を十分に有する治療者を見つけることは、我が国ではまだとても難しいということです。経験が十分でなくても、この障害に関心と共感を寄せ、熱意を持って向き合ってくれる治療者であれば、信頼関係がうまく構築され、順調に治療が運ぶことも少なくありません。しかし交代人格の中には、激しい感情を持つものもいて、治療プロセスを撹乱《かくらん》する場合があります。そうした状況に適切に対処するためにも、治療者は熟練したスーパーバイザーの助言を受けられるようにしておく必要があるでしょう。

コラム

治療につながらなかったケース――ある日の電話相談

相談者（Caller）：あのー、私、ネットで見てみたら、どうも解離性障害っていうやつみたいなんですけど、治そうとしたら思い出したくないことも思い出しちゃうんですか？

相談員：そうですね……。ネットにどのように説明してあったかわかりませんが、治療の過程でそのようなことが起きるかもしれませんね。でもどうして解離だと思われたんですか？

相談者：この前店長に、「やっぱりお前、異常だよ」って言われたんです。彼は、どうやら私じゃない時があるって言うし。今まであんまり気にしてなかったんですけど、最近お店でちょっと問題が起きて。その時の話を聞いたら、さすがにやっぱりヤバイのかなと思って……。

相談員：その時の様子というのを、詳しく教えていただけますか？　お店、というのは？

相談者：お店でお客さんに殺されかけたんですよ。よく覚えてないんですけど、私その時ニタニタ笑っていたらしくて。まあいつも死にたいと思っているから、それでかなとも思うんですけど。

相談員：えっ？　殺されかけたって大変なことですよね？

相談者：あー、まあそうなんですよね、きっと。プレイ中にエスカレートしちゃったらしくて（どうもＳＭクラブ勤務らしい）。でもよく覚えてないんです。それに私、別にいつ死んでもいいと思ってるし。

相談員：あの、解離性障害ではないか、というご相談でしたよね。それと「いつ死んでもいい」というお気持ちも、もう少しうかがえたら、と思いますが……。とりあえずはどこか治療機関にかかられるとか。

相談者：治療というと、どういうことをするんですか？　いろいろ昔の話をしたりするのでしょうか？

相談員：そうですね。ひとまず解離の治療というと、どのようなきっかけでそれが起きたのかを考えることになりますね。だんだんよくなると、これまで心から切り離さなければ耐えられなかった部分がつながるようになると思います。思い出したいことだけ思い出すというわけには、なかなかいかないと思いますが……。

相談者：あー、そうなんですね。じゃあやっぱりやめとこうかな。覚えてないことが多くて不便だから治せるなら治そうかと思ったけど、嫌なこと思い出したくないし。私母親から虐待されてたんですよ。あんまり詳しいことは覚えてないけど、もう縁切ってるから関係ないし。じゃ、やっぱりいいです。ありがとうございました。

相談員：え？　あの……（ツーツーツー）

この女性に限らず、解離の症状があることで日常生活にいろいろ困難を感じながらも、積極的に治療を受けようという気にならない方もいらっしゃるでしょう。この相談はこうして終わってしまいましたが、治療に興味を持ってお電話くださったことを思うと、せめて次のようにお伝えできればよかったかもしれません。

「治療することでご自分がさらに傷つくのではないかという不安があり、受診をためらっているようですね。これ以上傷つきたくないというお気持ちは、とても大切だと思います。治療では初めから遠慮せず、こうしてほしくないというお考えを伝えるとよいでしょう。時間や労力はかかりますが、信頼できる治療者はきっといますから、諦めずに探してみませんか？」

それでもなお深入りしてほしくない気持ちが強い方であれば、「記憶をよみがえらせることを目標とするのではなく、日常生活をなるべくスムーズに過ごせるようになるために相談したい、というご希望を述べるといいかもしれませんね」と提案する方法もありました。

解離性障害で交代人格を持つ方々は、自分が治った状態をイメージしづらく、治ることで交代人格が死んでしまうと感じていることがあります。「交代人格は死ぬのではなく長い眠りにつくようなものである」と説明すれば、こうした不安をやわらげることができるでしょう。

（A・O）

コラム

文学作品に見る解離性障害の人々

解離性障害が、精神科の病気として受け入れられたのは、比較的最近のことです。それ以前の長い期間にわたって、解離性障害は様々な誤解を受け続けていました。

例えば「怪奇物」の登場人物として様々な文学作品に描かれることもありました。江戸時代の『蘆屋道満《あしやどうまん》大内鑑《おおうちかがみ》』（通称『葛《くず》の葉《は》』）はその代表作といえましょう。主人公の白女狐《しろめぎつね》は、命を助けてもらった恩人の前で人間の姿に変わり、彼の妻となって子を儲けます。ところがある日、鏡に映る姿が狐に戻っていること（自己視幻覚）に耐えられず、自ら人間界を去るという物語です。現在の文学評論では、狐は解離性障害の交代人格の姿であろうと推論されています。

もう一作、江戸時代の随筆の『北窻瑣談《ほくそうさだん》』（橘春暉《たちばなしゅんき》・医者）では、夫が長期に家を留守するに当たり妻が下女の数を増やすと、新入りの下女が深夜に呻き声をあげるのが聞こえます。案じた妻が寝床を覗いたところ、なんと首が胴を離れる轆轤首《ろくろ》となっていたということです。この話を聞いた橘は、下女は妖怪ではなく「離魂病《りこんびょう》（体外離脱体験）」の類ではないかと見立てています。主が下女に暇を出す折、この先の縁談話の邪魔にならぬよう配慮したという余話もあり、興味をそそります。

近代文学では『田園の憂鬱』（佐藤春夫）、『二つの手紙』（芥川龍之介）、『Ｋの昇天―或はＫの溺死』（梶井基次郎）などに、解離性障害らしき人物が記述されています。

また外国文学では、『ジキール博士とハイド氏』（スチヴンソン）、『二重人格』（ドストエフスキー）などがあります。ハイネの「ドッペルゲンガー」という有名な詩もあり、シューベルトが曲をつけています。「ドッペルゲンガー」（二重身）とはドイツの民間伝承で、自分自身とまったくそっくりの人物のことを指しています。

児童文学にも、主人公が解離性障害であろうと思われる作品が二つあります。『ぼくと〝ジョージ〟』（カニグズバーグ・米国）と『弟の戦争』（ウエストール・

英国）です。

両作とも主人公がネグレクトと思しき環境で育ち、自身を支えるために「もう一人の私」を作り出したため、それゆえに生じる障害および治療の過程が描かれています。ともに児童虐待防止の問題意識が高い国の作品であるのも、意味深いことです。

『ぼくと〝ジョージ〟』では、両親の離婚が子どもに与える心理的影響や、再婚によって生じる新しい親子関係のあり方など、アメリカの抱える社会的な問題が反映されています。この作品では、〝ぼく〟に「過度の緊張」「過度の圧迫感」「過度の責任」が及ぶと、〝ジョージ〟を呼び出すとされています。カニグズバーグは、化学者の視点でこの現象を描き出したのでしょう。

これらの作品は、ともに十二―十三歳の少年が主人公です。解離性障害のような心の病の発症がこの年代に多いことも、偶然の一致ではないようです。『十三歳論―子どもと大人の〝境界〟はどこにあるのか―』（村瀬学）では、この年齢が生理的成熟から社会的成熟に向かう「人格の切り替え」時期と重なる点に危険性があると指摘しています。

このように、文学作品には心の病を内と外から見つめ、理解の手立てとなる素材が潜んでいるといえるでしょう。

（F・W）

コラム

解離を楽しむ——あなたにも出来る解離「ヘミシンク」

「ヘミシンク」とは、アメリカのヴァージニア州にあるモンロー研究所によって開発され、特許を取得したオーディオ・ガイダンス技術です。ステレオヘッドフォンを使って、左右の耳に周波数の異なる音を聞かせると、特定のサウンドパターンが、人間の意識を通常とは異なる「変性意識状態」（瞑想状態・至高体験など）に導きます。（ちなみにヘミシンクとは、ヘミスフェリック・シンクロナイゼーション〔左右半脳の同調〕の略であり、モンロー研究所の造語です。）

そして、その変性意識状態では、意識を解離させ、俗に言う「死後の世界」を探検できたり、過去や未来を訪れたりすることができ（るような気がし）ます。ただこれを精神的に不安定な方が試みると、現実把握が難しくなる可能性もあるため、次のような注意書きがあります。

「発作、てんかん、聴力不調、精神不安の傾向がある方は、医者に相談されるまではヘミシンクを聴かないようにしてください。」

ところで変性意識には、さまざまな状態が存在します。そこでロバート・モンロー（開発者）は、特定の意識状態を表す指標として、便宜上フォーカス・レベルという概念を導入しました。フォーカス10あるいはフォーカス12などの数字によって意識状態が示されます。番号自体には大した意味はありませんが、基本的には、番号が大きくなるにつれ「今、ここ」から離れていきます。

いくら機械的に導いてくれるといっても、瞑想中のような、寝てしまいそうなギリギリの意識状態を保つわけですから、練習がそれなりに必要です。幸い私は自己催眠に慣れていたので、比較的短期間で習得することができました。

私（三十代、女性、臨床心理士）がアクアヴィジョン・アカデミーでのセミナーに参加して、体験できたことなどを簡単に紹介しますと……

フォーカス10…まるで金縛り状態です。体が動かないのに、意識ははっきりとしています。体外離脱は、このフォーカス10でしやすいと言われています。私自身はその直前の振動までは体験できましたが、びっくりして覚醒してしまい、そこで終わってしまいました。

フォーカス12…いわゆる自分を導いてくれる存在（ガイドやハイヤーセルフなどと呼ぶ）と交信できました。そういう言葉を使わないなら、無意識からのメッセージを受け取れるという感じでしょうか。迷っていることがあるときは、フォーカス12の状態になり、問いを投げかけると、自分で考えたとは思えないシンプルな、的を射た答が得られます。

フォーカス15…この状態では、時空間を自由に行き来できるようです。自分の過去世があると信じるならば過去世が、そういうものはないとするなら、そのようなイメージを見ることができます。いずれにしても、自分の想像の枠を超えたイメージ、自分にも理解不能なイメージが見えるので、自分が捏造しているのではないことは実感できると思います。ちなみに私が見たのは、ギリシャかローマ時代の美少年、浮浪者のような姿の占い師、貧しい農家に生まれ奉公に出た女の子……などでした。

フォーカス21…この世とあの世の境界です。大きな川に橋がかかっているのが見えました。この意識状態で、川を見る人は多いそうです。しかもそれは日本人に限らず、三途《さんず》の川という概念がない外国の方でも同様である、と聞きました。一つ興味深い体験談があるのでご紹介します。

南米から、モンロー研究所でのセミナーに参加したAさんの話です。フォーカス21の意識状態になると、自分が牛の群れを追っている所が見えたそうです。そのうち牛の群れが川を渡って行ってしまったので、Aさんも追いかけて川を越えようとしました。すると、家にいるはずのお兄さんが出てきて、Aさんを引き止めたということです。何だったんだろう？　と不思議に思いつつ、エクササイズ終了後、今の体験を他の参加者に話しました。……その三時間後、奥さんからAさんに、自動車事故でお兄さんが亡くなった、と電話があったそうです。

私には、死後の世界があるのかどうか、ガイドなどと呼ばれる存在がいるのかどうかはわかりません。ただヘミシンクを使って意識状態を変えると、そのようなものを実感できてしまうのです。そしてヘミシンクを使って「今、ここ」から離れた世界を探索することで、逆に「今、ここ」に生きていることを大切に考えられるようになりました。修行や瞑想によってそのような気づきを得る方もいますが、なんといってもただ練習すればできるという点が、ヘミシンクの便利なところだと思います。

（A・O）

当直

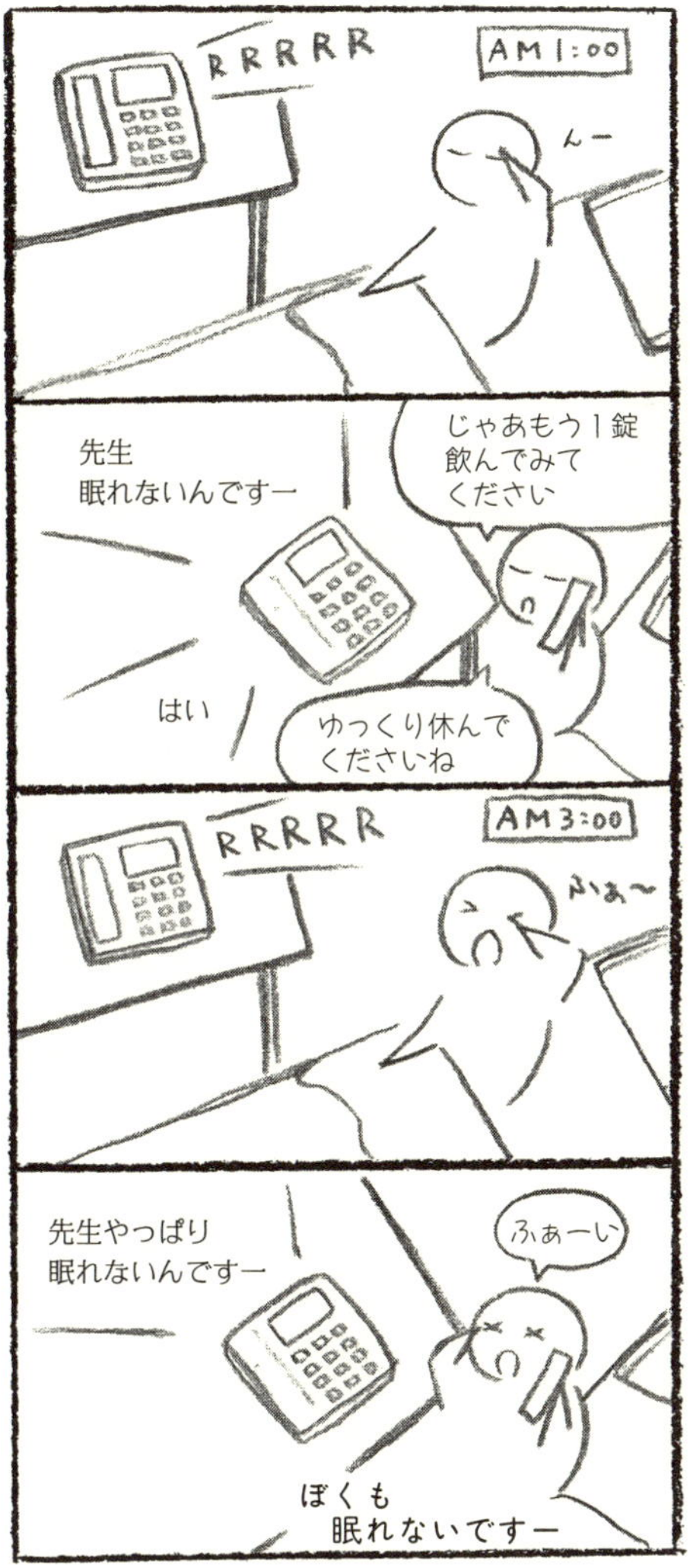
RRRRR
AM1:00
んー
先生
眠れないんですー
じゃあもう1錠
飲んでみて
ください
はい
ゆっくり休んで
くださいね
RRRRR
AM3:00
ふぁ〜
先生やっぱり
眠れないんですー
ふぁーい
ぼくも
眠れないですー

白昼夢

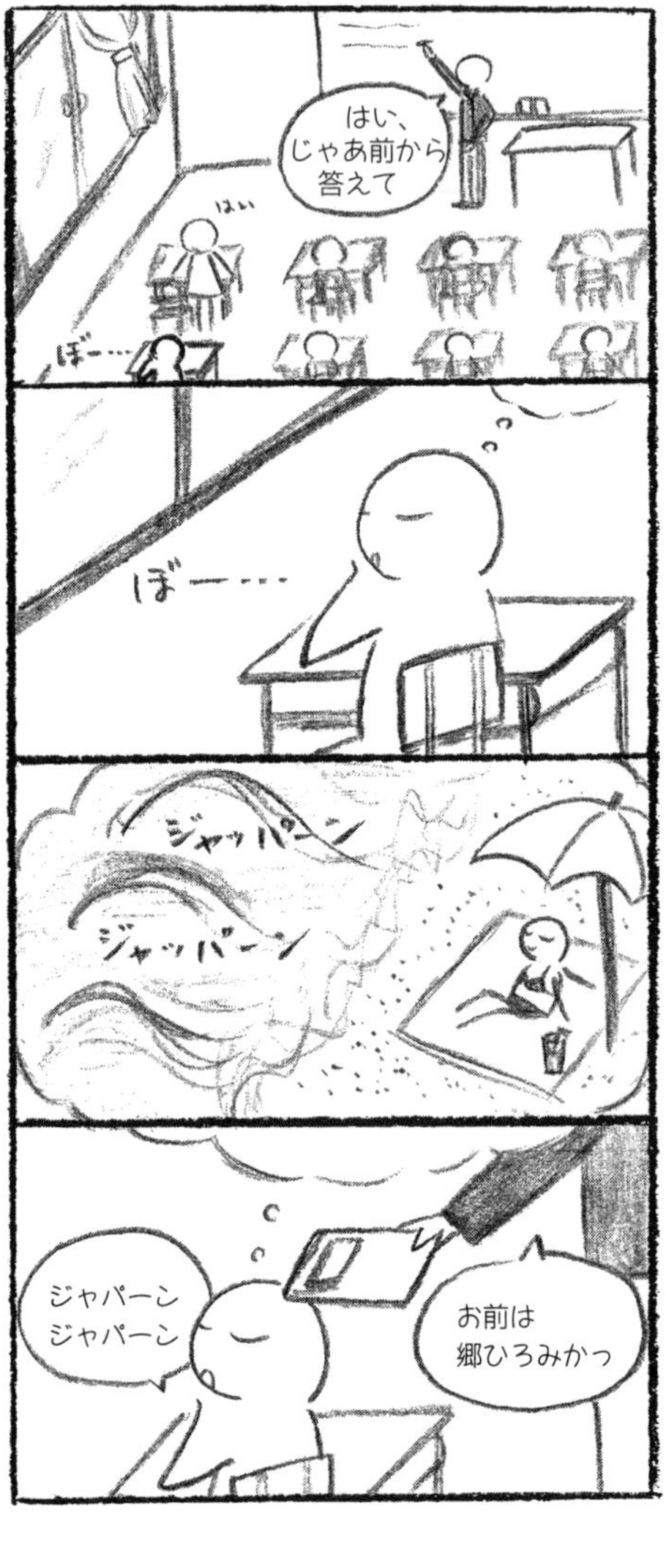
はい、
じゃあ前から
答えて
はい
ぼー…
ぼー…
ジャッパーン
ジャッパーン
ジャパーン
ジャパーン
お前は
郷ひろみかっ

文献

（1）American Psychiatric Association：Diagnostic and Statistical Manual of Mental Disorders. 3 rd Edition. Washington, D.C., 1980.

（2）American Psychiatric Association：Diagnostic and Statistical Manual of Mental Disorders (4 th edition revised). American Psychiatric Association, Washington, D.C., 1994.（高橋三郎、大野裕、染谷俊幸訳：『DSM-IV 精神疾患の診断・統計マニュアル』医学書院、東京、一九九六）

（3）American Psychiatric Association：Diagnostic and Statistical Manual of Mental Disorders DSM-IV-TR (Text Revision). American Psychiatric Association, Washington, D.C., 2000.（高橋三郎、大野裕、染矢俊幸訳：『DSM-IV-TR 精神疾患の診断・統計マニュアル』医学書院、東京、二〇〇二）

（4）岡野憲一郎：『解離性障害―多重人格の理解と治療』岩崎学術出版社、東京、二〇〇七

（5）岡野憲一郎：『新・外傷性精神障害』岩崎学術出版社、東京、二〇〇九

（6）フランク・W・パトナム（Frank W. Putnam）、安克昌、中井久夫訳：『多重人格性障害―その診断と治療』岩崎学術出版社、東京、二〇〇〇

（7）Ross, C. A.：Dissociative Identity Disorder. Diagnosis, Clinical Features, and Treatment of Multiple Personality. 2 nd Edition. John Wiley & Sons, Inc. 1997.

（8）柴山雅俊：「解離性障害にみられた幻聴」精神医学、四七巻、七〇九―七一六頁、二〇〇五
（9）柴山雅俊：『解離性障害―「うしろに誰かいる」の精神病理』ちくま新書、二〇〇七
（10）柴山雅俊：「解離性障害と Schneider の一級症状」臨床精神医学、三八巻、一四七七―一四八三頁、二〇〇九
（11）杉山登志郎、海野千畝子、浅井朋子：「高機能広汎性発達障害にみられる解離性障害の臨床的検討」小児の精神と神経、四三巻、一三―一二〇頁、二〇〇三
（12）野邑健二：「アスペルガー障害と解離」精神科治療学、二二巻、三八一―三八六頁、二〇〇七
（13）ドナ・ウィリアムズ：『自閉症だったわたしへ』新潮文庫、一九九二
（14）World Health Organization : ICD -10 Classification of Mental and behavioral disorders : clinical Descriptions and Diagnostic Guidelines. WHO, Geneva, 1992.（融道男、中根允文、小見山実監訳：『ＩＣＤ-10　精神および行動の障害―臨床記述と診断ガイドライン』医学書院、東京、一九九三）

解離性障害に対応可能な機関一覧

※ここでご紹介する相談機関でも対応できない場合があります。
詳細は各機関にお問い合わせください。

あざみ野心理オフィス
FAX：045-904-5514（FAX専用）
メール：azaminoshinri@heart.biglobe.ne.jp
HP：http://www.azaminoshinri.net

池袋カウンセリングセンター
電話：03-3986-8316　メール：hicc@gol.com
HP：http://www.hicc.co.jp

済生会鴻巣病院
電話：048-596-2221　住所：〒365-0073 埼玉県鴻巣市八幡田849
HP：http://www.kounosu-hp.jp

爽風会佐々木病院
電話：047-429-3111　住所：〒273-0854 千葉県船橋市金杉町159-2
HP：http://www.sofu.or.jp

東京解離研究室
電話&FAX：03-3406-3239　メール：okudacc@yahoo.co.jp

日本ウエルネット
電話：042-669-2728

本郷東大前こころのクリニック
HP：http://todaimae-mental.com

もりしたクリニック
電話：03-5750-2832　FAX：050-3664-3861
HP：http://www.morishitac.com

おわりに

本書では主として具体的な臨床例を挙げながら、解離性障害とはどのようなものかについて、なるべくわかりやすく解説することを目指しました。本書の終わりにあたって、この本ができた経緯に簡単に触れたいと思います。

本書の実質的な執筆者である私たち心理療法研究会（以下、心理研と略）は、二〇〇四年の秋に本書の編者岡野が呼びかけ人となって、臨床例の検討を通じて心理療法のあり方についての議論を深めることを目的に作られました。ここでのテーマは、学派や技法にとらわれず、何が患者さんにとって役立つ治療かを追究する、というかなり野心的なものです。そしてその議論の結果を、出版を通して世に問うという活動を続けてきました。すでに『女性心理療法家のためのQ&A』（星和書店、二〇〇七年）を世に送っています。本書は、私たちの議論の成果をまとめた二冊目の書です。

前書の出版後、私たち心理研は、その研究の対象を解離性障害に特化するという方針を決めました。そのひとつの理由は解離性障害を理解し、治療するうえでのさまざまな問題を検討し、工夫することに、まさに心理療法の醍醐味があると考えたからです。もちろん心理療法の対象は解離性障害ばかりではありません。しかし患者さんとの間に起きるさまざまな力動を考える際、解離性障害の患者さんたちとの関わりはおそらく最も高度でかつ豊かなテーマを含んでいると考えられ、それだけに心理研の研究の素材として最適と判断されたのです。

ただしもうひとつの重要な理由として、何よりも解離性障害の患者さんを扱う用意のある心理療法家が、我が国では極めて少ないという現実がありました。そこで心理研の心理士や精神科医の方々に発奮していただき、執筆を通して解離性障害の治療について一緒に勉強し直そうと考えたのです。

本書には次々と臨床例が出てきますが、どうしてそのようなたくさんの解離のケースを集めることができたのか、と疑問に思われる方もいらっしゃるでしょう。しかも出てくる例のかなりの部分は、決して多くはないと考えられている解離性同一性障害の患者さんです。それは三十名を超える心理研のメンバーの多くが解離性障害の患者さんを少なくとも一人は持ち、いろいろ工夫を凝らしながら治療に携わった経験を持っていたから可能だったのです。それらの臨床例は心理研の研究会に提出され、ディスカッションが持たれたうえで、必要な情報の変更を加えたのちに本書に掲載されているのです。その意味で本書は、まさに私たち心理研の足跡であり、またその活動の証ともいえるのです。

なお文中の漫画については、アイデアも作画もわが心理研のメンバーによるものですが、多少なりとも息抜きになれば幸いです。

最後に本書の最終的な編集過程では、松井浩子、加藤直子両氏には特にご尽力いただいたことを深く感謝いたします。

本書が解離性障害の治療に興味を持ち、またそれを行う立場にある治療者の一助となることをメンバーたちとともに祈っています。

「心理療法研究会」主宰　岡野憲一郎

著者紹介

●松井浩子（まつい　ひろこ）　臨床心理士
横浜国立大学大学院教育学研究科学校教育心理学研究専修修了。国際医療福祉大学三田病院、あざみ野心理オフィス勤務。

◈ひとこと…解離性障害の方がもつ心の豊かさと奥深さは、我々に様々なことを教えてくれます。人の心が備え持つ不思議な力には驚くばかりです。症状に込められた意味を考えていくことが、治療の大切な鍵となるでしょう。

●田中克昌（たなか　かつまさ）　精神科医
神戸大学医学部医学科卒業。内海慈仁会 有馬病院勤務。

◈ひとこと…解離性障害とは不思議な疾患ですが、解離の治療で配慮することは他の疾患の場合と基本的なところではほぼ同じなのかなと思っています。でも今も試行錯誤中です。

●尾方 文（おがた　あや）　臨床心理士
早稲田大学大学院人間科学研究科修了。池袋カウンセリングセンター、成城墨岡クリニックほか勤務。

◈ひとこと…ヘミシンクで健康的な解離を楽しんでいます。その過程で、私たちはみんなつながっているんだ……ということを深く実感できました。そんな気づきを臨床場面に生かしていきたいです。

落合尚美（おちあい　なおみ）　精神科医
兵庫医科大学医学部卒業。総合病院精神科勤務。
◈**ひとこと…**解離性障害のご本人や周囲の方々への理解が進むようにと願いながら、この本をまとめました。これからも一緒に考えてゆければと思っています。

遠藤夏美（えんどう　なつみ）　臨床心理士
文教大学大学院人間科学研究科臨床心理学専攻修了。（社福）新栄会 更生施設・宿所提供施設、神田外語大学メディカルセンター勤務。
◈**ひとこと…**さまざまな解離症状が表れている患者さんと日々出会います。解離症状と、症状が表れる背景の両面から的確にアプローチしていけるように解離性障害についてより深く学び続けていきます。

舘野由美子（たての　ゆみこ）　臨床心理士
早稲田大学大学院文学研究科心理学専攻博士課程単位取得退学。虎の門病院分院・昭和大学藤が丘病院、私立小・中・高校（スクールカウンセラー）勤務。
◈**ひとこと…**患者さんの話には教えていただくことがたくさんあります。いままで私の中に蓄積されたものを患者さんに役立つ形でフィードバックできればと願っています。

◎**佐々木敏恵**（ささき　としえ）　臨床心理士
早稲田大学大学院人間科学研究科修士課程修了。開業相談機関、EAP機関、公立中学校（スクールカウンセラー）勤務。
◈**ひとこと…**何が起きているかを正しく理解することが治療の第一歩だと考えています。

◎**石附牧子**（いしづき　まきこ）　臨床心理士
東京国際大学大学院社会学研究科修士課程修了。精神科病院、中学校（スクールカウンセラー）勤務。
◈**ひとこと…**クライエントの方たちの、そして自分自身や身近な方の解離を知るほどに、こころの不思議さ・深遠さに興味も深まります。私たちの学んだことが皆様のお役にも立てば幸いです。

◎**加藤直子**（かとう　なおこ）　臨床心理士
国際基督教大学大学院教育学研究科教育心理学専攻修了。

◎**有馬佐知子**（ありま　さちこ）　臨床心理士
熊本大学大学院教育学研究科修了。神楽坂カウンセリングルーム勤務。
◈**ひとこと…**執筆の過程で周囲の方々に支えられることの大切さを改めて実感しました。研究会の仲間やこれまで出会い、学ぶ機会を与えてくださった方々に感謝しています。

◎**奥田ちえ**（おくだ　ちえ）　心理療法家、臨床心理学博士
カリフォルニア臨床心理大学院博士課程修了。東京解離研究室。

◈ひとこと…解離性障害、及びその他の慢性的な精神疾患の研究と治療を行っています。

是木明宏（これき　あきひろ）　精神科医
慶應義塾大学医学部卒業。足利赤十字病院精神科勤務。
◈ひとこと…統合失調症と解離性障害は似て非なる病気です。両者とも異常な体験を経験しますが、治療方法が大分異なってきます。適切な治療を提供できればと考えています。

嶋﨑淳子（しまざき　じゅんこ）　臨床心理士
武蔵野女子大学大学院人間社会・文化研究科修了。精神科クリニック、公立中学校（スクールカウンセラー）ほか勤務。
◈ひとこと…この本を手にされた方へ、この本が少しでもお役に立てればと思います。

代　裕子（だい　ゆうこ）　臨床心理士
東京都立大学人文学部人文科学科心理学専攻卒業。公立学校、児童福祉施設、公立相談機関、民間相談機関ほか勤務。
◈ひとこと…個人療法はもとより、学校、施設、家族など、集団とダイナミックに関わる臨床が好きです。いま、ここに、何が起きているか？　何が必要か？　何が可能か？　日々是発見！　日々是創造！

髙倉　恵（たかくら　めぐみ）　臨床心理士、精神保健福祉士
武蔵野女子大学大学院人間社会・文化研究科人間社会専攻臨床心理学コース修了。池袋カウンセリ

ングセンター、精神科デイケア、公立小・中学校（スクールカウンセラー）ほか勤務。
◈ひとこと…さまざまな思いを抱えたクライエントさんの心の声にじっくりと耳をかたむける面接を心がけています。解離性障害の治療には、焦らず、諦めずの精神が大切だと思います。

高梨利恵子（たかなし　りえこ）　臨床心理士
早稲田大学大学院文学研究科心理学専攻修了。爽風会佐々木病院勤務。
◈ひとこと…解離性障害という問題はようやくきちんとした理解が浸透し始め、これからよりよい治療や対応が可能となっていくはずです。お役に立てるよう、日々精進していきたいです。

高橋歩美（たかはし　あゆみ）　臨床心理士
兵庫教育大学大学院学校教育研究科学校教育専攻臨床心理学コース修了。もりしたクリニック勤務。
◈ひとこと…医療・教育・産業領域にわたって心理臨床活動を行っています。どの領域でも、解離性障害で苦しんでいる方は多数いらっしゃいます。その方々のお力に少しでもなれるように、励んでいます。

田中久美子（たなか　くみこ）　臨床心理士
京都大学大学院教育学研究科博士後期課程臨床教育学専攻在学中。
◈ひとこと…患者さんも、セラピストも、人はつながりの中で生きているのだなあと感じさせられています。セラピーという限られてもいる時間・空間の中で、何が出来るか頑張っていきたいと思います。

富田俊之（とみた　としゆき）　臨床心理士
文教大学人間科学研究科臨床心理学専攻修士課程修了。白峰クリニック勤務。
◈ひとこと…解離性障害の理解を進めると、そうでない症状で苦しんでいる人の理解も深まります。たくさんの方のお役に立てるように、解離性障害について研鑽を積んでいる最中です。

中島美鈴（なかしま　みすず）　臨床心理士
広島大学大学院教育学研究科心理学専攻修了。福岡大学人文学部教育・臨床心理学科研究員。
◈ひとこと…こんな生きづらい世の中ですから、背負いきれなくなった心の痛みがいろんな形で現れるようです。そんなご本人や周りの方にとって、本書が理解の手がかりになればと思います。

西平心華子（にしひら　しげこ）　看護師、保健師、助産師
聖路加看護大学看護学部看護学科卒業。聖路加国際病院勤務。

林　訓子（はやし　さとこ）　臨床心理士
目白大学大学院心理学研究科臨床心理学専攻修士課程修了。虎の門山下医院、本郷東大前こころのクリニック勤務。
◈ひとこと…解離性障害の症状をもつご本人、また共に関わるご家族や支援者の方々に、正しい理解と希望をもっていただきたいと思います。不安な思いは抱え込まずに、まずは専門の治療機関にご連絡ください。

諸見秀太（もろみ　しゅうた）　臨床心理士

早稲田大学大学院人間科学研究科健康学専攻修士課程修了。独立行政法人国立病院機構琉球病院勤務。

◈**ひとこと…**解離性障害について色々な観点から考えることで、心理臨床アプローチの幅を広げることができました。この広げた幅を、患者さん・ご家族の思いを大切にしつつ、生かしてきたいと思います。

家次やすこ（やじ　やすこ）　臨床心理士

神戸松蔭女子学院大学大学院文学部心理学科臨床心理学コース修了。淀川キリスト教病院附属クリニック心理療法センター勤務。

若林ふみ子（わかばやし　ふみこ）　心理カウンセラー

相模女子大学短期大学部国文科卒業。生活臨床心理カウンセリング・センター顧問。NPO日本ウエルネット専属相談員・講座講師。

◈**ひとこと…**苦悩・課題に直面してつらい思いを抱えた当事者・家族などの相談（治療に向けての支援なども）を受け、対人関係、社会活動（学校も含め）へ橋をかける支援を中心に活動しています。

編者略歴

岡野憲一郎（おかの けんいちろう）

精神科医、医学博士、臨床心理士、米国認定精神科専門医、精神分析家。

1956年、千葉県生まれ。1982年、東京大学医学部卒業。1986年、フランス・ネッケル病院にて研修。1987年、アメリカ・メニンガー・クリニックにて研修・レジデント。カンザス州ショウニー郡精神衛生センター医長を経て、2004年帰国。

2004年より国際医療福祉大学大学院教授。2014年より現在、京都大学大学院教授の職務と共に、虎の門山下医院にて診療を行う。

『新外傷性精神障害―トラウマ理論を越えて』（岩崎学術出版社、2009）、『解離性障害―多重人格の理解と治療』（岩崎学術出版社、2007）、『自然流精神療法のすすめ―精神療法、カウンセリングをめざす人のために』（星和書店、2003）ほか、著書多数。

わかりやすい「解離性障害」入門

2010年8月20日　初版第1刷発行
2020年5月12日　初版第4刷発行

編　者　岡野憲一郎
著　者　心理療法研究会
発行者　石澤雄司
発行所　株式会社 星和書店
〒168-0074　東京都杉並区上高井戸1-2-5
電話　03（3329）0031（営業部）／03（3329）0033（編集部）
FAX　03（5374）7186（営業部）／03（5374）7185（編集部）
http://www.seiwa-pb.co.jp
印刷所　株式会社 光邦
製本所　鶴亀製本株式会社

 ISBN978-4-7911-0745-2

月刊 **精神科治療学**

第29巻5号

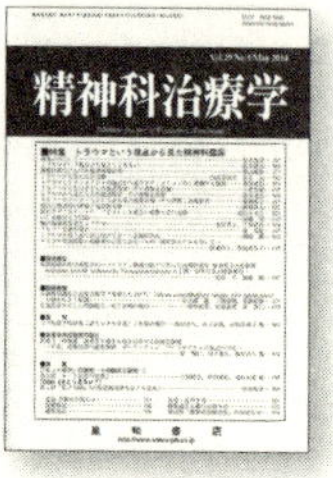

〈特集〉

トラウマという視点から見た精神科臨床

［編集］「精神科治療学」 編集委員会
B5判 定価：本体2,880円+税

トラウマという視点で患者を捉えると治療の糸口が見えてくる！ ともすれば訴訟や免責を連想させるこの言葉だが、従来の治療が奏効しない場合、トラウマという視点で見立て直すと有用なことがある。今回の特集は、統合失調症や気分障害、あるいは発達障害といった、精神科臨床で日常的に遭遇する病態を、トラウマという視点から取り上げた。さらに、トラウマ関連問題を取り扱う際、臨床家が心得ておくべき事項も取り上げた。精神科臨床に役立つ特集。

【主な目次】特集にあたって／トラウマという視点から見えてくるもの／解離性障害における精神病様症状／トラウマから見た気分変動／トラウマとアタッチメントの視点から見たアディクションの心理機序と援助／トラウマから見た子どもの発達障害／トラウマから見た大人の発達障害／トラウマティック・ストレスから見た犯罪行動／隠れた性虐待の評価と包括的支援／隠れたドメスティック・バイオレンス被害の影響とその支援／いじめ被害とPTSD／触法精神障害者とトラウマ／トラウマ治療の現在／トラウマを扱う前に身に付けておくべき臨床作法／トラウマ関連問題の治療者が心得ておくべきもの

発行：星和書店 http://www.seiwa-pb.co.jp